BIBLIOTHÈQUE MÉDICALE

PUBLIÉE SOUS LA DIRECTION

DE MM.

J.-M. CHARCOT

Professeur à la Faculté de médecine
de Paris,
membre de l'Institut.

G.-M. DEBOVE

Professeur à la Faculté de médecine
de Paris,
médecin de l'hôpital Andral.

BIBLIOTHÈQUE MÉDICALE

CHARCOT-DEBOVE

VOLUMES PARUS DANS LA COLLECTION

V. Hanot. — La Cirrhose hypertrophique avec ictère chronique.
G.-M. Debove et **Courtois-Suffit.** — Traitement des Pleurésies purulentes.
J. Comby. — Le Rachitisme.
Ch. Talamon. — Appendicite et Pérityphlite.
G.-M. Debove et **Rémond** (de Metz). — Lavage de l'estomac.
J. Seglas. — Des Troubles du langage chez les aliénés.
A. Sallard. — Les Amygdalites aiguës.
L. Dreyfus-Brisac et **I. Bruhl.** — Phtisie aiguë.
P. Sollier. — Les Troubles de la mémoire.
De Sinety. — De la Stérilité chez la femme et de son traitement.
G.-M. Debove et **J. Renault.** — Ulcère de l'estomac.
G. Daremberg. — Traitement de la phtisie pulmonaire. 2 vol.
Ch. Luzet. — La Chlorose.
E. Mosny. — Broncho-Pneumonie.
A. Mathieu. — Neurasthénie.
N. Gamaleïa. — Les Poisons bactériens.
H. Bourges. — La Diphtérie.
Paul Blocq. — Les Troubles de la marche dans les maladies nerveuses.
P. Yvon. — Notions de pharmacie nécessaires au médecin. 2 vol.
L. Galliard. — Le Pneumothorax.
E. Trouessart. — La Thérapeutique antiseptique.
Juhel-Rénoy. — Traitement de la fièvre typhoïde.
J. Gasser. — Les Causes de la fièvre typhoïde.

POUR PARAITRE PROCHAINEMENT

Auvard et **Caubot.** De l'Anesthésie chirurgicale et obstétricale.
L. Capitan. — Thérapeutique des maladies infectieuses.
Patein. — Les Purgatifs.
Catrin. — Le Paludisme chronique.
Labadie-Lagrave. — Pathogénie et traitement des Néphrites et du mal de Bright.
Chambard. — Morphinomanie.

Chaque volume se vend séparément. Relié. . **3 fr. 50**

LES CAUSES

DE LA

FIÈVRE TYPHOÏDE

PAR

LE DR J. GASSER

MÉDECIN AIDE-MAJOR DE DEUXIÈME CLASSE
LAURÉAT DE LA FACULTÉ
(PRIX DE THÈSES — PRIX CHATEAUVILLARD)

AVEC 4 FIGURES DANS LE TEXTE

PARIS
RUEFF ET Cie, ÉDITEURS
106, BOULEVARD SAINT-GERMAIN, 106

LES CAUSES

DE LA

FIÈVRE TYPHOÏDE

I

Esquisse historique.

Il paraît bien établi que les médecins de l'antiquité avaient vu et plus ou moins décrit la fièvre typhoïde; il ne semble pas douteux, à Littré en particulier, qu'il ne faille rapporter à cette affection ce que les médecins grecs, Hippocrate et ses élèves, les médecins latins, ont désigné sous le nom de *phrenitis*. Mais il faut reconnaître que l'on n'avait sur ce point de la pathologie que des notions vagues et confuses, qui se perpétueront malgré les travaux de Morgagni, de Lancisi, de Rœderer et Wagner, sans plus être précisées et complétées, jusqu'au commencement de ce siècle. Aussi ne faut-il pas s'étonner que la connaissance des causes de la fièvre typhoïde ne se soit pas dégagée des notions que l'on possédait à cette époque sur l'origine des épidémies en général.

A dire vrai, la science épidémiologique ne consista guère pendant longtemps qu'en des paraphrases du τὸ θεῖον, du *quid divinum* d'Hippocrate. L'éclosion des maladies diverses était rapportée à des interventions divines ou infernales ; on jugeait à la fin du XVIIe siècle Hoffmann révolutionnaire, pour oser attribuer certains accidents constatés chez les mineurs aux exhalaisons du sol plutôt qu'aux maléfices du démon, et au début du nôtre, on voyait un professeur de Montpellier, Füster, rapporter les épidémies à la fois à des causes cosmiques et à des causes d'ordre moral et politique.

Il est intéressant de remarquer pourtant que l'on assigne parfois, même dans les temps antiques, une cause animée aux épidémies. L'imagination de quelques écrivains les avait conduits à formuler une hypothèse qui depuis est devenue réalité. Ainsi que Lucrèce dans divers passages de ses œuvres, Varro et Columelle, dans leur traité *De re rustica*, ont transmis à quelques auteurs du moyen âge, qui l'ont acceptée, l'idée d'animalcules pénétrant dans le corps humain et causant par leur présence les maladies épidémiques. Nous voyons de même, au XVIIe siècle, le P. Kircher et d'autres savants de cette époque décrire les fermentations comme le fait d'insectes, de vers et d'autres petits êtres dont on constatait la présence dans les matières en voie d'altération, attribuer à ces mêmes organismes l'éclosion et la propagation des épidémies, et trouver dans les découvertes de Leuwenhoek un semblant de preuve objective à l'appui de leurs hypothèses.

Mais on ne commença à étudier les causes qui donnent naissance à la fièvre typhoïde que lorsque cette maladie fut dégagée nettement des affections avec lesquelles on la confondait volontiers. C'est à l'école française du commencement de ce siècle que revient le grand honneur d'avoir mis en lumière cette entité morbide.

En 1804, Prost annonçait que « les fièvres muqueuses, gastriques, ataxiques, adynamiques, ont leur siège dans la membrane muqueuse de l'intestin ». Mais cet auteur ne voyait dans cette lésion que « le dernier stade de l'inflammation ordinaire ». Broussais exagéra les vues de Prost et fit de la fièvre typhoïde le type de sa « gastro-entérite ».

Avec Petit et Serres (1813) on considéra la *fièvre entéro-mésentérique* comme une affection spécifique caractérisée par une lésion intestinale qui se développait sous l'influence d'un poison introduit dans l'économie.

Cruveilher, Lerminier, Andral surtout, combattirent la spécificité de la maladie; ce dernier auteur devait écrire dans sa *Clinique* (édit. de 1834) qu'il n'avait jamais vu cette affection présenter le plus léger caractère contagieux soit dans les hôpitaux, soit dans la pratique privée. Chomel appuyait l'affirmation d'Andral par cette autre, qu'il n'y avait pas en France un médecin sur cent qui considérât la fièvre typhoïde comme contagieuse.

Cependant Bretonneau avait montré dès 1820 et surtout en 1829 (*Arch. gén. de méd.*), en même temps que la localisation exacte de la lésion dans les glandes isolées et agminées de l'iléon, le caractère éminemment spécifique et contagieux de la maladie.

Également en 1829, Louis dans ses belles et classiques *Recherches sur la maladie connue sous les noms de gastro-entérite, etc.*, avait proclamé la spécificité de la *fièvre typhoïde*, selon son expression, de la *dothiénentérie* comme l'avait appelée Bretonneau, et, tout en établissant la rareté de sa transmission à l'hôpital, n'en mettait pas en doute la contagion.

Dès lors la lutte était engagée entre les partisans et les adversaires de la contagion. Les travaux en faveur de l'une ou l'autre de ces opinions se succédèrent très rapidement. Il nous serait impossible, et cela ne rentre d'ailleurs pas dans notre plan, de passer en revue les faits importants qui ont été fournis comme preuves par les deux camps, et encore moins d'examiner les modifications de détail que chaque auteur a apportées à la théorie générale. Aussi nous contenterons-nous d'exposer brièvement les phases principales de l'évolution des idées sur cet important point de doctrine médicale.

Dès l'origine la question fut de savoir si la fièvre typhoïde était ou non contagieuse; nous avons vu qu'une double solution avait été fournie par les médecins que nous avons cités plus haut. Ceux qui soutenaient l'affirmative s'efforçaient de rapprocher la dothiénentérie des fièvres éruptives et voyaient dans les lésions intestinales le résultat d'un énanthème. Petit à petit le débat s'élargit; le mot *contagion* ne fut plus seulement pris dans son sens strict, mais presque dans l'acception qu'il possède aujourd'hui; devant certains faits, l'on admit que le contage peut s'effectuer non seulement directement, de malade à homme sain, mais aussi et surtout par l'intermédiaire de moyens de transmission divers. En réalité, les uns combattaient en faveur de l'origine banale de la fièvre typhoïde, les autres en faveur de l'origine spécifique. La querelle s'est perpétuée jusqu'à nos jours. Aujourd'hui bien peu parmi les premiers soutiennent que la fièvre typhoïde est une maladie banale tant par son origine que par son évolution; plus nombreux déjà sont ceux qui affirment encore la banalité d'origine, mais qui reconnaissent la spécificité de la fièvre typhoïde une fois constituée. La majorité est avec ceux qui admettent la spécificité d'origine et d'évolution de la maladie, spécificité proclamée par W. Budd dès 1856 : « Pour faire de la fièvre typhoïde, il faut de la fièvre typhoïde ». Indiquons rapidement les noms de ceux qui ont lutté et luttent encore pour l'une ou l'autre de ces trois opinions.

Banalité d'origine et d'évolution de la fièvre typhoïde. — A côté des auteurs (Prost, Broussais) qui ne voyaient dans la fièvre typhoïde qu'un processus local, inflammatoire, sans caractère spécifique, vinrent s'en placer d'autres qui, comme les précédents, niaient la spécificité de la maladie, mais lui reconnaissaient un mode d'évolution spécial, se rapprochant plus particulièrement des intoxications. Aujourd'hui cette façon d'envisager l'origine et le développement de la fièvre typhoïde est encore brillamment défendue par M. le professeur Peter (voir notamment *Bull. de l'Acad. de méd.*, 1886). Il nous suffira de rappeler en quelques mots les points principaux de l'argumentation ; la critique se dégagera, pensons-nous, naturellement des pages qui suivent. On sait que Stich (1853), Panum (1874), Selmi (1872), Gautier (1873), Arnold Hiller (1875-1876), ont pu retirer des matières fécales, de viandes corrompues, etc., des poisons organiques provenant de la décomposition des matières albuminoïdes, auxquels on donna le nom de *ptomaïnes* (Gautier). Injectés aux animaux, ces poisons déterminent de la fièvre, de la dyspnée, de la diarrhée, en un mot divers phénomènes d'intoxication. On en conclut que l'éclosion de la fièvre typhoïde dans certains foyers putrides pouvait être rapportée à des phénomènes analogues : formation de poisons envahissant l'organisme et y déterminant la maladie (Stich, F. Sander, Peter).

M. A. Gautier, généralisant ses recherches, apporta un nouvel argument à la théorie, en se défendant toutefois de prendre parti. Il put montrer dans les excrétions de l'homme et des animaux, tant à l'état de santé qu'à l'état de maladie, des poisons absolument analogues, au point de vue chimique comme au point de vue physiologique, qu'il dénomma *leucomaïnes* pour les distinguer des *ptomaïnes* issues de la décomposition cadavérique. « Ce qu'il y a d'intéressant, de prépondérant et d'inattendu, dans les belles recherches de M. Gautier, ajoutait M. Peter à la communication de ce savant (*Bull. de l'Acad. de méd.*, 1886), c'est qu'elles nous soustraient à la tyrannie des microbes. Elles expliquent, en effet, la formation des alcaloïdes les plus vénéneux et des matières extractives plus vénéneuses encore, par le seul jeu des actes de la vie. Elles démontrent que l'auto-infection, l'infection spontanée de l'organisme, par les alcaloïdes et les matières extractives qu'il produit en lui parce qu'il vit, n'est qu'une pure affaire de quantité, qu'en d'autres termes, l'organisme vivant peut s'empoisonner par l'accumulation en lui de substances fabriquées en lui. » M. Peter continuait son discours en disant que cette production de poisons dans l'organisme détermine, en augmentant progressivement, une série morbide très naturelle qui commence au surmenage pour aboutir au typhus des camps en passant par la fièvre typhoïde. Voilà l'*autotyphisation* de M. Peter. « De tout le travail de M. Gautier comme de l'observation médicale, concluait-il, il ressort enfin avec éclat que la doctrine de la *spontanéité* est aussi vraie à l'état de santé qu'à l'état de maladie. »

Nous emprunterons quelques considérations à M. Rochard qui a fort bien apprécié cette hypothèse sans fondement réel[1]. L'éminent médecin de la marine trouve que c'est aller un peu loin, « car enfin de ce que l'économie peut s'empoisonner elle-même, cela ne prouve pas que le toxique ne vienne pas parfois du dehors. Arrivât-on à prouver que la série typhique de M. Peter existe réellement, et que les individualités morbides qui la constituent ne sont que des empoisonnements par les leucomaïnes, ou par les matières extractives, cela ne prouverait qu'une chose, c'est que tout ce que l'on a dit de la transmissibilité de la fièvre typhoïde est faux, et que les observations innombrables d'épidémies causées par les eaux potables contaminées ne sont qu'un roman. Il faudrait en conclure que le typhus exanthématique, qui pour nous est contagieux comme la variole et comme la gale, n'est qu'une auto-infection, qu'une maladie qu'on peut se donner à soi-même, en se fatiguant outre mesure, et qu'il n'est pas nécessaire, pour la contracter, de s'enfermer dans les murs d'une ville assiégée, ou dans le faux-pont d'un navire encombré. Un pareil renversement des idées admises serait sans doute quelque chose, et pourtant la doctrine de la contagion et par conséquent du parasitisme bactérien n'en serait pas pour cela terrassée.

Il resterait à prouver, en effet, que les fièvres éruptives, la diphtérie, etc., sont également des auto-infections, que lorsqu'on contracte la variole, après avoir touché des varioleux, ce n'est qu'une simple coïncidence et que ce sont les leucomaïnes qu'il en faut accuser ; que, lorsqu'on

1. J. Rochard, *Encyclopédie d'hygiène*, t. I, p. 180.

devient hydrophobe, la morsure du chien enragé n'a été qu'un prétexte. Personne ne supposera que j'aie l'intention de prêter de semblables idées à un médecin aussi distingué que M. Peter; mais il me semble qu'il apporte, dans cette question, un peu de parti pris et que cela le conduit à des généralisations imprudentes, comme celle qui consiste à voir dans la découverte des alcaloïdes toxiques produits par l'économie la justification éclatante de la doctrine de la spontanéité dans les maladies. »

Nous aurons ultérieurement à retenir ce qu'il y a de vrai dans la théorie de M. Peter; il a eu le mérite d'insister sur la part qui revient au surmenage dans la genèse de la fièvre typhoïde; il a eu le tort d'en faire la cause première de la maladie, alors qu'elle ne peut en être qu'une cause adjuvante, souvent décisive, mais non pas nécessaire. Les poisons, les déchets organiques engendrés par le surmenage peuvent amener une prédisposition à l'infection, mais ne peuvent constituer à eux seuls une affection cyclique comme la dothiénentérie.

La fièvre typhoïde est une maladie spécifique qui peut éclore spontanément. — La fièvre typhoïde est une maladie spécifique, transmissible par contagion directe ou indirecte; mais indépendamment de la contagion, elle peut naître spontanément dans certaines conditions. Telle est la formule qui ralliait encore la généralité des épidémiologistes il y a une quinzaine d'années. Gendron lui-même, en 1834[1], dans un mémoire classique, plaidoyer en faveur de la contagion, faisait des réserves sur l'origine de certaines épidémies; il reconnaissait qu'il lui était impossible d'établir la genèse des premiers cas sur-

1. Recherches sur les épidémies de petites localités. *Journ. des connaiss. médic. chirurg.*, 1834.

venus dans certaines localités. Piedvache[1], un autre partisan de la contagion, disait qu'il est très probable, et même certain, que des fièvres typhoïdes dans quelques circonstances se déclarent à la fois en nombre assez considérable pour constituer une épidémie indépendamment de la contagion. « La transmissibilité, ajoutait Jacquot[2], est la règle pour le typhus, l'exception pour la dothiénentérie. » Trousseau, l'élève de Bretonneau, dont il adoptait pleinement les idées en matière de contagion, avouait, lui aussi, que dans beaucoup de circonstances l'origine de la fièvre typhoïde est spontanée. Niemeyer écrivait en 1867 : « Je dois nier que les récentes assertions, tendant à établir que le typhus abdominal se transmet par contagion seulement, aient été prouvées ou même aient été rendues probables par les faits allégués. »

Mais ce fut Murchison qui développa surtout cette façon de concevoir la genèse de la fièvre typhoïde; il se fit le champion de la génération spontanée, ou mieux de la formation du principe infectieux dans certaines conditions bien déterminées; ces idées furent émises dès 1858 dans une série de mémoires, et surtout dans son beau *Traité des fièvres continues de la Grande-Bretagne* (1873), livre qui mérite d'être lu et médité dans son entier. La théorie de Murchison, appelée *théorie pythogénique* (πύθειν, putréfier, γένεσις, génération), a été ainsi résumée par son auteur :

1° La fièvre typhoïde est ou une maladie endémique, ou une affection se manifestant par épidémies circonscrites.

1. Recherches sur la contagion de la fièvre typhoïde. *Mém. de l'Acad. de méd.*, 1850.
2. *Du typhus de l'armée d'Orient*. Paris, 1858.

2° Elle sévit avec plus d'intensité en automne ou après des temps chauds.

3° Elle est indépendante de l'agglomération, et attaque indistinctement le riche et le pauvre.

4° Elle peut naître indépendamment d'un cas antérieur par la fermentation des matières fécales, et peut-être par la fermentation d'autres formes de matières organiques.

5° Elle peut être communiquée par les malades aux personnes saines. Dans ce cas, le poison ne s'échappe pas du corps sous une forme virulente comme dans la petite vérole, mais il est développé par la décomposition des excréments après leur expulsion.

6° Conséquemment, une épidémie de fièvre typhoïde implique un empoisonnement de l'air, de l'eau potable ou des autres substances ingérées, par des matières excrémentitielles en décomposition[1].

La théorie pythogénique de Murchison trouva de fervents adeptes en Angleterre et en Allemagne, et de non moins chauds défenseurs à la tribune de l'Académie de médecine (Jaccoud-Chauffard) (1877).

Pour Griesinger (*Traité des maladies infectieuses*), la nature contagieuse de la fièvre typhoïde est certaine, mais, dit cet auteur, on ne saurait sérieusement révoquer en doute son développement par d'autres causes, *sa genèse* dite *spontanée*.

M. le professeur L. Colin dans son *Traité des maladies épidémiques* (1879) formula ces idées en termes plus exclusifs encore. Pour l'éminent inspecteur général du service de santé, la genèse de la fièvre typhoïde dans les milieux extérieurs est la règle; elle naît spontanément

1. *Traité de la fièvre typhoïde*. Trad. Lutaud.

par infection, et se propage ensuite spécifiquement par contagion.

A mesure que nous nous rapprochons de l'époque tout actuelle, les idées cependant se modifient, et Siredey dans son *Rapport sur les épidémies* de 1884 (Soc. méd. des hôp.) cherche à expliquer les cas d'origine en apparence spontanée. « Souvent, à ne considérer que tel ou tel fait particulier, on serait tenté de se rallier à l'hypothèse de la spontanéité. Est-ce à dire que la fièvre typhoïde pourrait reconnaître à la fois deux origines, et que, causée dans la plupart des cas par un élément spécifique, contagieux, elle pourrait dans d'autres cas avoir pour origine les causes les plus banales? Une telle interprétation serait en contradiction formelle avec ce que nous enseigne la pathologie. Il n'est pas d'exemple d'une maladie tour à tour banale et spécifique; la variole engendre la variole, la scarlatine une autre scarlatine. Pour les cas où la maladie ne semble pas avoir été importée, le principe infectieux paraît être transporté par l'air ou les eaux à des distances considérables, jusqu'aux points où il trouve dans des foyers permanents de matières organiques en putréfaction, déjections et détritus de toute sorte, un terrain favorable à sa multiplication. Certes, l'état actuel de nos connaissances serait plus conciliable avec cette hypothèse qu'avec celle de la génération spontanée des germes. »

Actuellement les idées que nous avons résumées dans les pages précédentes ne sont plus intégralement soutenues; mais en présence de cas sporadiques ou de débuts d'épidémies dont on ne peut préciser le point de départ, quelques auteurs cherchent à faire prévaloir un mode de génération qui s'appuie sur des travaux, en particulier de l'école lyonnaise, qui tendraient à démontrer que l'agent de la fièvre typhoïde peut provenir d'agents préexistants, dépourvus momentanément de tout pouvoir pathogène. Dans ces cas, sous l'influence de causes adjuvantes, cet agent indifférent pourrait devenir actif, de même que l'on voit l'agent de la pneumonie, par exemple, végéter, indifférent, dans les cavités naturelles, et acquérir un caractère nocif grâce à certaines conditions, encore mal connues il est vrai. Nous voulons ici faire allusion aux travaux de MM. Rodet et G. Roux (de Lyon), sur lesquels nous aurons longuement à revenir plus tard, et qui ne tendent rien moins qu'à assimiler au microbe de la fièvre typhoïde un agent bactérien vivant dans l'intestin en *saprophyte*, c'est-à-dire en parasite indifférent.

Spécifique d'évolution, la fièvre typhoïde a une origine spécifique. — Malgré Andral, Chomel, Murchison, beaucoup d'auteurs, durant notre siècle, ont attribué à la fièvre typhoïde une origine unique : un *contagium* spécifique, professant, véritables précurseurs, des opinions dont la bactériologie devait démontrer l'exacte vérité.

Voici ce que Hildenbrand écrit dans son livre du *Typhus contagieux* (1811) :

« Le typhus est toujours produit par contagion, c'est-à-dire par communication d'une *matière* qui, comme les autres miasmes contagieux, occasionne chez un homme sain une fièvre particulière pendant laquelle se développe de nouveau le germe d'une maladie semblable. Tout miasme contagieux a les propriétés : 1° de reproduire son analogue dans une maladie qu'il a occasionnée ; 2° de se répandre et de s'élever à l'infini en vertu de ce développement secondaire, c'est-à-dire aussi longtemps qu'il existe une matière propre à recevoir le miasme et à en produire un nouveau. Ces deux propriétés lui sont communes avec les germes des animaux et des plantes[1]. »

Il ne manque assurément à la conception d'Hildenbrand que la connaissance précise de l'agent *contagient*, comme disait Bouillaud qui défendit plus tard la théorie de la contagion.

C'est aussi le langage de W. Budd qui pense que l'élément contagieux se reproduit dans le corps atteint de la maladie et en sort pour se répandre ailleurs. Pendant plus de vingt ans l'illustre adversaire de Murchison combattit la théorie pythogénique et soutint la théorie du germe contage ; dès 1856 il publia dans *the Lancet* des observations à l'appui de son opinion, et il résuma ses nombreux travaux dans un traité de la fièvre typhoïde qui parut en 1873[2], presque en même temps que celui de Murchison. Il y montra que la fièvre typhoïde est éminemment contagieuse, que le virus qui la cause vit et se reproduit dans l'intestin du malade, en déterminant, conséquence directe de son séjour, les ulcérations spécifiques de la maladie. La propagation de la fièvre typhoïde se fait uniquement par le virus, et ce virus sortant de l'organisme avec les matières fécales, ce sont ces dernières qui sont l'unique agent de transmission. Les égouts et les tuyaux de vidange qui reçoivent les déjections virulentes peuvent être considérés comme la continuation directe de l'intestin malade, et à ce titre vont contaminer l'air ou l'eau de boisson, les *ingesta* en général ; mais les égouts et les tuyaux de

1. Cité d'après H. Guéneau de Mussy. Introduct. au *Traité de la fièvre typhoïde* de Murchison.

2. *Typhoïd fever, its nature, mode of spreading and prevention*, London, 1873.

vidange ne peuvent être cause de fièvre typhoïde que s'ils ont reçu des selles typhoïdiques.

Ces idées, que Pellarin, Gietl (de Munich), John Snow avaient défendues pour ce qui concerne le choléra, furent, en Angleterre, appuyées de la haute autorité de Th. Watson, et en Allemagne, adoptées par les rédacteurs de l'encyclopédie de Ziemssen. En France, M. Guéneau de Mussy les défendit à la tribune de l'Académie de médecine.

Chacune des deux écoles, celle de Murchison et celle de Budd, apportait des faits favorables à la thèse qu'elle soutenait; les preuves d'ordre épidémiologique qui étaient fournies de part et d'autre n'allaient bientôt plus être suffisantes; la discussion, même passionnée, n'avançait pas la solution du problème. Il fallait des arguments nouveaux; les travaux de M. Pasteur devaient les fournir.

II

Le bacille typhique[1].

A. — Histoire de sa découverte.

Première période : on décrit plusieurs parasites différents. — La première tentative de recherche du bacille typhique remonte à 1863, et se trouve consignée dans une lettre de Signol adressée à l'Académie des sciences. Cet observateur constata des bactéries dans le sang d'animaux ayant succombé à ce que les vétérinaires appelaient alors *diathèse typhoïde*. Disons de suite qu'il est certain aujourd'hui que cette affection n'a aucun rapport avec la fièvre typhoïde, et que par conséquent les bactéries découvertes par Signol n'ont rien à voir avec le bacille typhique.

Un professeur de Vienne, Tigri, envoya en 1864 à l'Académie des sciences une « note sur un cas de bactéries trouvées dans le sang d'un homme mort à la suite d'une fièvre typhoïde. L'auteur a vainement cherché les bactéries dans le sang des principaux vaisseaux des membres supérieurs ; mais ayant porté ses investigations sur les parties centrales du système circulatoire, il y trouva des

1. Ce chapitre est rédigé à l'aide de la presque totalité des documents renfermés dans notre thèse (1890) et dans un article des *Arch. de méd. expériment.* pour 1891.

bactéries nombreuses, particulièrement dans les veines pulmonaires et dans les cavités gauches du cœur, où le sang en contenait une abondance vraiment extraordinaire. »

Deux ans plus tard, en 1866 (*Acad. des sc.*), Mégnin renouvela l'observation de Signol.

La même année, Coze et Feltz, dans leur travail[1] sur les maladies infectieuses, étudiant la fièvre typhoïde, décrivirent dans le sang des malades qui avaient succombé un bâtonnet long de 2 à 5 μ, large de 4 μ, subdivisé en segments, doué de mouvements vermiculaires, et qu'ils rapprochèrent, au point de vue morphologique, du *bacterium catenula* de Dujardin. Ces bacilles, inoculés aux animaux, déterminaient une mort rapide, et se retrouvaient dans le sang avec les mêmes caractères.

De son côté, Hallier[2] trouvait également dans le sang des typhiques deux micrococci de dimensions et d'aspect différents de ceux décrits par Coze et Feltz.

Il est évident que ces auteurs, dépourvus des moyens d'analyse bactériologique que l'on possède aujourd'hui, avaient fait fausse route ; ils avaient trouvé des bactéries dans des points du corps où l'on sait maintenant ne rencontrer qu'exceptionnellement le bacille typhique, et leurs inoculations n'avaient déterminé que des septicémies banales.

En 1871, Recklinghausen[3] signala des colonies de microbes dans les abcès miliaires du rein des typhiques; mais, ne voulant pas se prononcer prématurément, il se contenta de faire remarquer qu'on *pourrait* trouver

1. *Gaz. méd. de Strasbourg*, 1886.
2. *Archives de Virchow*, 1868.
3. *Verhandl. der phys. med. Gesellsch. in Würzburg*, 10 juin 1871.

l'agent pathogène autre part que dans le sang. Il fut suivi dans cette voie par *Eberth*[1] qui, l'année suivante, publiait un travail où semble se trouver en germe sa belle découverte de 1880, et où l'auteur considère les bacilles signalés dans les organes internes des typhiques comme des produits d'infection secondaire; car, dit-il, il ne retrouve ces mêmes bacilles que sur les ulcérations intestinales en voie de nécrose ou de cicatrisation.

En 1875, un auteur anglais, Klein[2], publiait un mémoire qui doit un instant nous arrêter, en raison du grand retentissement qu'il eut dans le monde savant dès son apparition. C'est d'un nouveau microbe qu'il s'agit; on le trouve dans les selles des typhiques, dans les ganglions mésentériques, sur les parois de l'intestin. « C'est un fongus qui possède des filaments de mycélium sur le trajet desquels on voit des renflements qui contiennent des spores. Il est remarquable que ces organismes ont la plus grande ressemblance avec le *crenothrix polyspora* découvert par Cohn dans le puits d'un quartier de Breslau, fameux par les ravages de la fièvre typhoïde. Cohn a étudié l'histoire naturelle de ces fongus qui passent par des formes très diverses de développement. La description qu'il en a donnée correspond exactement à celle des micrococci du Dr Klein. Dans les selles, ce fongus se montre aggloméré en grosses masses sphéroïdes formées de nombreux micrococci tenus ensemble par une sorte de glu transparente. Dans l'incubateur à 39 degrés, ces masses sphéroïdes se multiplient considérablement, et, si on ne les maintient pas à l'abri de l'air, on les voit

1. *Zur Kentniss der bacter. Mycosen*, Leipzig, 1872.
2. *Reports of the medical officer of the privy council and local government board*, London, 1875.

envahies par le *bacterium termo*, qui détruit, en pullulant lui-même, les micrococci. Dans l'intestin, Klein l'a étudié à différentes périodes de la maladie. Dans un cas où la mort a eu lieu le sixième jour, certaines parties de la membrane muqueuse de l'iléon qui, à l'œil nu, ne présentent d'autres altérations appréciables qu'une très légère tuméfaction œdémateuse, et les cryptes de Lieberkühn, contiennent des groupes de ces organismes reliés entre eux par une substance glaireuse. Ils sont d'un vert jaunâtre et réfractent fortement la lumière.

« Leur volume varie depuis celui d'un très fin granule jusqu'à celui qui serait le double d'un globule rouge du sang. Ils ont en général la forme d'une sphère, d'un sablier ou d'une fève. A la circonférence de leurs agglomérations, on en voit quelques-uns à forme d'haltères dont l'apparence, suivant l'expérience de l'auteur, montre que ces corpuscules multiplient par division transverse.

« Ce n'est pas seulement dans les cryptes de Lieberkühn que se logent les produits des fongus. On les trouve en masses plus ou moins considérables dans le tissu de la membrane muqueuse, aux environs des plaques de Peyer. Ils abondent dans les espaces lymphatiques qui entourent les cryptes et le tissu qui y confine ; on les suit, moins nombreux toutefois, dans les vaisseaux lymphatiques, les veines et les capillaires veineux, non seulement au voisinage des plaques de Peyer et des glandes solitaires, mais aussi dans le tissu muqueux et sous-muqueux. Le Dr Klein a, dans d'autres cas, retrouvé les micrococci sous l'épithélium, entre celui-ci et la trame des villosités. Il les a vus dans l'épaisseur des parois veineuses, qu'ils traversent pour pénétrer dans les vaisseaux. Dans ces diverses situations, ils forment souvent des agglomérations en masses sphéroïdes analogues à celles qu'on trouve dans les selles à des périodes plus avancées; la végétation parasite se montre dans les tissus désorganisés des follicules isolés ou agminés, et semble produire, par son développement, leur destruction plus ou moins complète. L'observateur les suit jusque dans la substance des ganglions mésentériques, en voie de décomposition. Il a essayé de communiquer la fièvre typhoïde aux animaux, en particulier à des singes, en mêlant à leurs aliments des détritus fourmillant de micrococci; il n'y a pas réussi[1]. »

Les micrococci de Klein doivent être rangés aujourd'hui parmi les innombrables microbes banals qui pullulent dans le tube digestif.

Mentionnons encore, en terminant cette période des contradictions et des tâtonnements malheureux, les travaux de Browicz, de Sokoloff, de Fischl, qui décrivirent, eux aussi, des microcoques variés dans les reins, dans la rate, dans les plaques de Peyer, et sur les parois intestinales des typhiques.

Deuxième période : Eberth découvre son bacille. — Les premières notions précises que nous ayons sur le bacille typhique sont dues à Eberth qui publia le résultat de ses recherches dans les *Archives de Virchow* (1880-1881) et dans le *Recueil de Volkmann* (1883). L'auteur examina la rate, les glandes lymphatiques, les plaques de Peyer, le foie, les reins et les poumons de 25 typhiques. Il trouva un microbe spécial 12 fois dans les ganglions lymphatiques, 6 fois dans la rate; le résultat fut négatif pour les autres examens.

1. Guéneau de Mussy, *Introd. au traité de la f. typh. de Murchison.*

Le microbe décrit par Eberth a les dimensions du bacille de la putréfaction; mais il présente la forme d'un ovoïde allongé, d'un fuseau plutôt que celle d'un cylindre; il contient un certain nombre (de 1 à 5) de petits corpuscules nettement réfringents, semblables à des spores; peu sensible à l'action des couleurs, il ne se colore que faiblement par le violet de méthyle.

Dans ses premières recherches sur les organes des typhiques, Eberth ne colorait pas les coupes; il les éclaircissait à l'aide de l'acide acétique, et il y constatait, avec un faible grossissement des amas de bacilles sous la forme de taches de la dimension d'une grosse cellule lymphatique; à un plus fort grossissement, ces taches paraissaient rayonnées et constituées par l'assemblage d'une infinité de microcoques qui en réalité étaient des bacilles, comme le prouvait l'examen attentif de la périphérie de l'amas où les organismes étaient moins pressés les uns sur les autres. Le nombre des amas de bacilles était variable; Eberth en comptait tantôt un, tantôt deux ou trois par coupe. Enfin ce microbe ne fut jamais trouvé autre part que dans les organes des malades atteints de la fièvre typhoïde.

Eberth continua ses recherches, et en publia (1881 et 1883) le résultat, analogue à celui des précédentes.

Il étudia aussi l'action des matières colorantes sur ce bacille, et constata que le produit du raclage de la rate ou d'un ganglion, étalé sur une lamelle, séché et coloré par le violet de méthyle, faisait voir distinctement les formes décrites sur les coupes traitées par l'acide acétique.

La conclusion d'Eberth fut qu'il existe dans la fièvre typhoïde, surtout dans les douze premiers jours, un bacille de forme déterminée, se distinguant des bacilles analogues, principalement du bacille de la putréfaction, par l'arrondissement des extrémités et la résistance à la coloration par les couleurs d'aniline.

Le premier travail d'Eberth avait été vérifié par Klebs[1], qui, outre les bâtonnets courts, avait observé en certains points des fils plus longs, articulés parfois, occupant des segments étendus des tuniques intestinales, et qui ne seraient que les bacilles d'Eberth à un stade de développement plus complet, s'allongeant jusqu'à une longueur de 50 μ et se remplissant de spores. Koch[2] contesta les déclarations de Klebs, ne considéra ces organismes que comme une production secondaire, et se rangea complètement du côté d'Eberth, après avoir, lui aussi, constaté la présence du bacille typhique sur la moitié des malades qu'il examina.

Un élève de Friedländer, Mayer (de Berlin)[3], trouva les bacilles 16 fois sur 20 cas de typhus abdominal, et jamais dans d'autres maladies. Un de ces cas est particulièrement intéressant. Chez un sujet mort deux jours après le début de l'affection, il y avait une légère tuméfaction des plaques de Peyer, sans ulcération intestinale. Dans les villosités, la tunique sous-muqueuse et les couches musculaires, se trouvaient des masses de bacilles qui se présentaient par centaines dans le champ du microscope.

En Angleterre, J. Coats[4] et Crooke[5] eurent l'occasion de vérifier les faits avancés par Eberth, et trouvèrent facilement les bacilles courts dans la rate et les ganglions de typhiques.

Malgré l'autorité de tous ces observateurs, la preuve

1. *Arch. f. path. Exper.*, 1881.
2. *Mittheil. aus dem Kaiserl. Gesundheitsamte*, Bd. I.
3. Thèse de Berlin, 1881.
4. *British med. Journ.*, 25 mars 1882.
5. *Ibid.*, 1er juillet 1882.

était loin encore d'être faite. Le microbe d'Eberth n'avait rien d'absolument caractéristique au point de vue morphologique, et la portée de ces constatations purement anatomiques était loin d'être décisive.

C'est la méthode des cultures sur milieux solides (Koch venait d'en préciser la technique) qui permit à Gaffky[1] d'isoler, de cultiver le bacille typhique, et d'en compléter ainsi d'une façon très heureuse l'étude morphologique et biologique.

Gaffky commença par vérifier la présence du bacille d'Eberth dans le corps des typhiques. Pour ce faire, il débitait en coupes minces les organes durcis dans l'alcool; il les colorait par un séjour de 20 à 24 heures dans une solution hydro-alcoolique de bleu de méthylène, et les montait dans le baume de Canada après les avoir lavées dans l'eau distillée, déshydratées par l'alcool absolu, et éclaircies par l'essence de térébenthine. Dans 28 cas, Gaffky trouva 26 fois les bacilles. Les deux examens négatifs avaient été pratiqués sur des sujets morts de péritonite par perforation intestinale dans le cours d'une rechute de fièvre typhoïde.

Au point de vue de la fréquence relative de la présence du bacille dans les organes, Gaffky déclare l'avoir constamment rencontré dans les parois intestinales, bien qu'il soit assez difficile à distinguer des nombreuses espèces de microbes indifférents que l'on observe dans ces mêmes régions. Sur 22 cas, la rate le renfermait 20 fois. Dans 15 examens de la glande hépatique, il le trouve constamment; 3 fois sur 4 dans les ganglions mésentériques; 3 fois sur 7 dans le rein.

1. *Mittheil. aus dem Kaiserl. Gesundheitsamte*, Bd. II, p. 372-403, Berlin, 1884.

Ce bacille est trois fois plus long que large; ses dimensions en longueur sont de 2 à 3 μ. Généralement isolé, il se trouve quelquefois à la suite de deux ou trois autres et forme une sorte de filament segmenté. Les extrémités en sont arrondies, et son intérieur dans certains cas renferme des spores. « Une structure particulière, ajoute l'auteur, a déjà été signalée dans les bacilles colorés, par Mayer, puis étudiée plus en détail par Friedländer.

« Dans la substance des bâtonnets qui, partout ailleurs, était également colorée, ces auteurs trouvèrent des parties non colorées, rondes ou elliptiques. Elles occupaient la moitié et jusqu'aux trois quarts de la longueur du bacille; elles se trouvaient généralement à son milieu, plus rarement sur les bords, où elles avaient alors l'aspect d'une entaille demi-circulaire. Le Dr Friedländer m'a montré ces préparations.

« Dans les miennes, je n'ai jamais trouvé cela aussi distinctement; il m'a cependant semblé que parfois le contenu des bacilles ne se colorait pas partout également. En tout cas, les spores que j'ai trouvées dans leur intérieur et qui occupent toute la largeur du bacille, ne sont pas identiques à ces parties ne se colorant pas et limitées à une certaine étendue de la longueur du bacille. »

Il est un point sur lequel Gaffky insiste, d'autant plus qu'Eberth l'avait déjà signalé comme pouvant être un écueil difficile à éviter dans l'étude morphologique du bacille typhique. Nous voulons parler de la confusion possible avec un des bacilles de la putréfaction. Ces derniers ont parfois de nombreuses analogies de formes avec le bacille d'Eberth. L'une des différences est la facilité avec laquelle ils se colorent, tandis qu'Eberth avait constaté combien son bacille prenait mal les matières colorantes. Or Gaffky affirme d'une part avoir coloré le bacille typhique aussi bien que les autres bacilles, pourvu que cette coloration soit faite lentement et dans des solutions suffisamment concentrées. D'autre part, voici la réponse de Gaffky à l'objection qu'on aurait pu lui faire d'avoir pris pour des bacilles typhiques les microbes de la putréfaction : « L'examen anatomique démontre que les bacilles typhiques n'ont rien à voir avec la putréfaction. Ils n'augmentent plus en nombre après la mort, car, dans les cas où la putréfaction a déjà commencé, les amas ne sont ni plus nombreux, ni plus considérables que dans ceux où l'examen a été fait le plus tôt possible après la mort. Tous les signes évidents de la putréfaction commençante manquent dans un organe enlevé le plus tôt possible au cadavre, cet organe contînt-il de nombreux foyers de bacilles. Ainsi, l'examen microscopique des tissus ne rappelle en rien la putréfaction; les noyaux autour des foyers se colorent vivement par les couleurs d'aniline, les bacilles eux-mêmes forment toujours des amas limités et ne se ramifient jamais par tout l'organe comme nous le voyons généralement arriver pour les bacilles de la putréfaction. Cultivés en dehors du corps, les bacilles typhiques ne deviennent jamais des facteurs de putréfaction. »

Mais le point vraiment original du travail de Gaffky, le progrès dont tout l'honneur lui revient, est l'*isolement et la culture du bacille typhique*. Pour arriver à ce résultat, l'auteur, après avoir soigneusement lavé au sublimé à 1 pour 100 la rate d'un typhique, la divisait avec un couteau flambé, puis faisait une série de sections perpendiculaires les unes sur les autres, avec d'autres couteaux flambés, jusqu'à ce qu'il fût bien certain de n'avoir point emporté de germes étrangers dans les sections. Avec des aiguilles de platine stérilisées, il recueillait sur la dernière surface de coupe des parcelles de tissu splénique qu'il ensemençait en stries sur de la gélatine. Au bout de 24 heures, il voyait déjà devenir blanchâtres les stries d'inoculation, qu'à un faible grossissement (Zeiss AA, ocul. 4) on pouvait voir constituées par des amas de petites colonies rondes, granuleuses, d'un brun jaunâtre. A un fort grossissement (1/12 de Zeiss, ocul. 2), ces colonies apparaissaient formées d'une seule espèce de microbes, absolument analogues à ceux décrits depuis Eberth dans les organes des typhiques, se différenciant cependant d'avec ceux-ci par deux petites particularités : facilité moindre de coloration, dimensions parfois plus grandes. Gaffky obtint toujours le même résultat par la culture en stries sur gélatine, soit que cette culture fût faite directement, avec des parcelles d'organes de typhiques ayant succombé, soit qu'elle ait été effectuée par des ensemencements en série. Semé en piqûre dans des tubes de gélatine, le bacille se développait en masse opaque le long du trait d'inoculation, et se répandait jusqu'aux parois du tube, à la surface de la gélatine. Au bout d'une semaine, la culture était arrivée à son maximum de développement. « Cette façon de croître, ajoute Gaffky, d'une manière toujours semblable dans la gélatine, différenciait déjà les bacilles typhiques des organismes analogues. Insistons encore sur ce fait, que sous l'influence de leur multiplication, *il ne survint jamais de liquéfaction de la gélatine.* »

Les mêmes succès de culture furent obtenus par l'emploi d'autres milieux : pommes de terre, sérum sanguin gélatinisé, bouillon de bœuf, décoction de guimauve, etc.

Signalons encore quelques tentatives de culture, sans succès du reste, avec les fèces et le sang des typhiques.

Enfin, Gaffky étudia la sporulation du bacille et constata qu'à la température extérieure il ne se forme point de spores. Au contraire, de 20° à 40°, en passant par un optimum de 37°, il vit dès le 3e ou 4e jour se développer dans l'intérieur, et surtout aux extrémités des bacilles, de petits corps ronds, brillants, réfringents, qui pour lui n'étaient autres que des spores.

En résumé, et ce sont les conclusions qui se dégagent de la belle étude de Gaffky, le bacille de la fièvre typhoïde est doué de mouvements propres, se colore moins bien par les couleurs d'aniline que les autres bacilles, donne toujours des cultures identiques sur des milieux identiques, et forme des spores terminales.

Gaffky voulut compléter son travail par la détermination du pouvoir pathogène du bacille typhique, au moyen de l'expérimentation sur les animaux (singes, lapins, cobayes, rats et souris blancs, souris grises, taupes, pigeons, coq et veau). Les procédés d'inoculation furent variés. Tantôt il injectait des cultures pures dans la veine, tantôt il les faisait ingérer, mélangées aux aliments, tantôt il les portait dans la chambre antérieure de l'œil. Aucune de ces tentatives ne fut couronnée de succès.

Ces travaux fondamentaux furent le point de départ de beaucoup d'autres qui précisèrent ou complétèrent les recherches d'Eberth et de Gaffky et que nous aurons maintes fois l'occasion de citer dans les pages qui vont suivre. Les plus importants sont dus à Seitz[1], à Buchner[2], à Fränkel

1. *Études bactériol. sur l'étiol. du typhus*, Munich, 1886.

2. Sur les prétendues spores du bacille typhique, *Centralbl. f. Bakteriol.*, 1888.

et Simmonds[1], à Sirotinin[2], à Beumer et Peiper[3], etc. En France, MM. Artaud[4], Chantemesse et Widal[5], notamment, vulgarisèrent ces notions, en les vérifiant et en les complétant sur plus d'un point.

B. — Formes du bacille typhique.

Morphologie et coloration. — Lorsqu'on examine à un grossissement suffisant une culture pure du bacille d'Eberth, sans coloration, après avoir simplement déposé dans une gouttelette d'eau et recouvert d'une lamelle une parcelle de cette culture, on voit s'agiter dans le champ du microscope des bacilles environ trois fois plus longs que larges. C'est cette motilité qui frappe tout d'abord.

Si l'on observe avec quelque attention cette préparation non colorée, on se rend déjà compte que les formes du bacille que l'on a sous les yeux ne sont pas identiques; en un mot, que cet organisme est polymorphe. En outre, on peut aussi constater que souvent le contenu n'est pas homogène, qu'il semble y avoir aux deux extrémités une accumulation de protoplasma délimitant un espace central réfringent.

Mais tous ces détails de structure, et d'autres encore, apparaissent beaucoup plus nettement après action des matières colorantes.

1. Rôle étiologique du bacille typhique, Hambourg et Leipzig, 1886.
2. De la transmissibilité du b. typhique aux animaux domestiques, *Zeitschrift f. Hyg.*, 1886.
3. Etudes bactériol. sur le rôle étiol. du bacille typhique, *Zeitschrift f. Hyg.*, 1886.
4. Étude sur l'étiol. de la fièvre typhoïde. *Thèse de Paris*, 1885.
5. Recherches sur le bacille typhique et l'étiologie de la fièvre typhoïde, *Arch. de physiol.*, 1887.

Le bacille de la fièvre typhoïde se colore par les couleurs d'aniline, mais d'une façon moins intense que la plupart des autres micro-organismes. Le bain colorant le plus communément usité consiste en un peu d'eau distillée, additionnée de quelques gouttes d'une solution alcoolique concentrée de l'une des diverses couleurs basiques d'aniline : violet de gentiane, brun de Bismarck, bleu de méthylène, fuchsine, etc. On obtient de belles préparations par l'emploi des formules de Lœffler :

Eau.	100
Potasse.	0.01
Solution saturée, alcoolique de bleu de méthylène	30

ou de Ziehl :

Fuchsine.	1 gr.
Phénol	5 gr.
Alcool à 90°	10 gr.
Eau.	90 gr.

qui ne sont autre chose que des solutions hydro-alcooliques de la matière colorante additionnées d'un mordant, phénol ou potasse.

Une parcelle du raclage d'un organe typhique, ou une anse de culture pure du bacille d'Eberth, est étendue sur une lamelle, séchée à l'air, passée rapidement trois fois dans la flamme d'un bec Bunsen ou d'une lampe à alcool, puis immergée dans la solution colorante pendant quelques minutes. On lave très rapidement à l'eau ; la préparation, séchée au courant d'air, est montée dans le baume de Canada.

Ainsi mis en évidence, le bacille d'Eberth apparait (fig. 1) comme un organisme grêle, aux extrémités arrondies, deux ou trois fois plus long que large, d'une longueur de 2 à 3 μ. Cette description n'est pas complète. En effet, aucun autre organisme n'est plus divers d'apparences, n'est plus polymorphe que le bacille d'Eberth, et cela dans un même milieu de culture. A côté de la forme générale et un peu schématique que nous venons de lui reconnaître, il peut présenter de moins grandes dimensions en longueur, arriver même à ressembler à un microcoque. D'autres fois, et cela s'observe quand on réensemence de vieilles cultures dans du bouillon nutritif, ou dans du lait stérilisé, il atteint des proportions

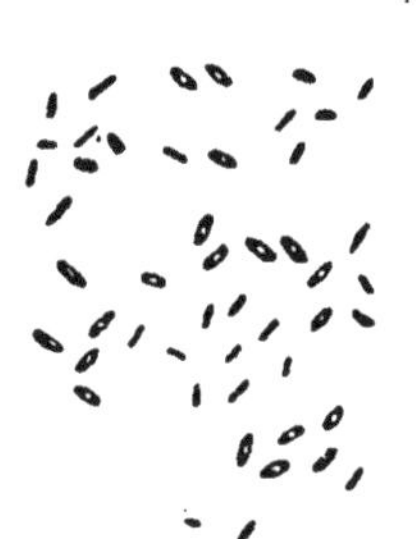

Fig. 1. — Bacille typhique. Formes en navette. Seitz, oc. 1. Obj. immers. 1/12.

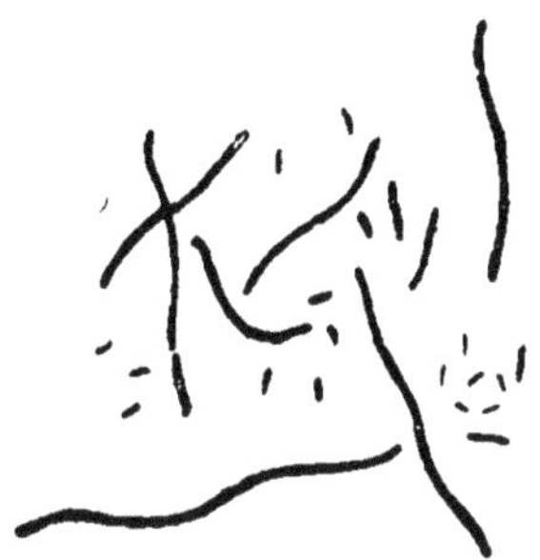

Fig. 2. — Bacille typhique. Formes allongées.

véritablement gigantesques (fig. 2). Ce n'est plus 2 ou 3 μ qu'il mesure, c'est 5, 6, 7 et même 8 μ et au delà en longueur, sur 2 ou 3 en largeur. Il arrive même de constater dans les préparations de véritables filaments se rapprochant par leurs dimensions de certains filaments charbonneux.

On voit encore autre chose sur ces préparations traitées par les couleurs d'aniline; c'est, au centre du bacille, un espace rond ou ovoïde (fig. 1) non coloré, contrastant avec les extrémités plus ou moins teintées, espace qui avait déjà été vu par Mayer et Friedländer, mais que

M. Artaud surtout a bien étudié dans sa thèse (Paris, 1885). « La caractéristique du bacille, dit ce dernier auteur, lorsqu'il a subi l'action des matières colorantes, est de présenter un centre clair, à peine teinté, et deux extrémités très colorées. Ce fait lui donne un aspect tout spécial et le fait ressembler à une petite navette, d'où le nom de *bacille en navette* qu'on peut volontiers lui attribuer.... Les dimensions du bacille typhique peuvent varier, mais la forme est toujours la même. On voit tantôt des bacilles courts et trapus, tantôt des bacilles grêles et élancés; mais toujours ils ont un centre clair et deux extrémités colorées. » Plus loin, M. Artaud dit encore : « L'existence d'une partie claire au centre du bacille nous paraît être un élément de diagnostic différentiel du bacille typhique d'avec les autres bacilles. »

L'affirmation de M. Artaud doit être considérée comme trop exclusive. On connaît en effet d'autres bactéries présentant un espace clair central analogue à celui du bacille typhique. D'autre part, on ne le rencontre pas constamment, et tous les bacilles typhiques ne sont pas des bacilles en navette. On observe surtout ces formes lorsque le microbe est gêné dans son développement (cultures additionnées de 2 ou 3 gouttes d'acide phénique à 1/20, par exemple) ou dans les vieilles cultures. Quant à la signification de cet espace clair, dont quelques auteurs ont voulu faire une spore, nous adopterons l'opinion de MM. Chantemesse et Widal qui en font une dégénérescence partielle du bacille, une sorte de cadavérisation du centre qui ne se laisse plus imprégner par les matières colorantes. Il peut en résulter une multiplication du bacille par scissiparité, les bords de l'espace clair étant appelés à se fracturer.

Motilité. — Un autre caractère, celui-ci très important, du bacille typhique est sa motilité.

Le bacille typhique se déplace non seulement dans une direction donnée, mais il exécute autour de ses axes des mouvements vibratoires que l'on pourrait comparer aux oscillations du nystagmus. Ces mouvements sont plus lents chez les formes allongées, et présentent plutôt une apparence ondulatoire.

Quelques auteurs ont pensé que cette motilité du bacille typhique pouvait être due à la présence de cils vibratiles, comme on l'avait déjà montré pour de grosses bactéries mobiles. C'est à Lœffler que l'on doit d'avoir nettement mis en évidence l'existence de cils vibratiles chez le bacille typhique. Cette constatation, il put la faire pour la plupart des bactéries mobiles à l'aide d'une technique spéciale qu'il a récemment perfectionnée[1]. Le premier procédé de l'auteur consistait à faire agir sur les microbes préalablement fixés sur la lamelle un mordant de tannate de fer (encre) additionné de teinture de bois de Campêche, et à colorer ensuite avec une solution légèrement alcalinisée de couleur d'aniline dans l'eau d'aniline.

Dans son second mémoire, Lœffler indique que le mordant le plus approprié à la généralité des bactéries a la composition suivante : solution de tanin (20 de tanin pour 80 d'eau), 10 centimètres cubes; solution saturée à froid de sulfate de fer, 5 centimètres cubes; solution aqueuse ou alcoolique concentrée de violet de méthyle,

1. Lœffler : Nouvelle méthode de colorat. des micro-organismes, *Centr. f. Bakter.*, 1888, p. 209.

Lœffler, Nouvelles recherches sur l'emploi des mordants pour la coloration des cils chez les bactéries. *Centr. f. Bakt.*, 1889, p. 625.

ou, mieux, de fuchsine, 1 centimètre cube. L'action de ce mordant sur le microbe dont on veut colorer les flagella varie suivant sa réaction; pour tel microbe il faut additionner le mordant de quelques gouttes d'une solution à 1 pour 100 de soude ; pour tel autre, de quelques gouttes d'un acide minéral très étendu. Le bacille typhique exige un mordant à réaction acide. Voici les divers temps de cette préparation, qui a un grand intérêt au point de vue du diagnostic différentiel du bacille d'Eberth.

Des traces de la culture sont délayées dans une goutte d'eau que l'on étale sur une lamelle bien dégraissée; on laisse sécher à l'air; on fixe par le passage rapide dans une flamme; on dépose un peu de mordant sur la lamelle que l'on chauffe jusqu'à production de vapeurs; après une ou deux minutes on lave à l'eau distillée et l'on passe un instant dans l'alcool absolu. Enfin, on met quelques gouttes du liquide colorant (la solution saturée de fuchsine dans l'eau d'aniline convient le mieux) sur la lamelle, on chauffe jusqu'à production de vapeurs, on lave dans l'eau, on sèche et l'on monte dans le baume. On peut ainsi reconnaître au bacille typhique des cils vibratiles en nombre assez grand, de dix à vingt, très fragiles, qu'il faut surtout rechercher dans des cultures très jeunes obtenues autant que possible sur du sérum fraîchement coagulé (fig. 3).

Signalons enfin une dernière réaction du bacille d'Eberth vis-à-vis des matières colorantes : il ne se colore pas par la méthode de Gram. On opère ainsi : sur une lamelle préparée comme pour les examens précédents on dépose une goutte ou deux de solution de violet de gentiane dans l'eau d'aniline. Après quelques minutes on enlève l'excédent de couleur que l'on remplace par quelques gouttes de liqueur de Lugol :

Iode.	1 gr.
Iodure de potassium.	2 gr.
Eau	500 gr.

Au bout de 5 minutes environ, on lave et l'on décolore par l'alcool absolu ou l'huile d'aniline pure.

Le bacille typhique se reproduit-il par spores? — En décrivant les formes du bacille typhique, Gaffky avait déjà signalé l'existence, à l'une des extrémités du bâtonnet,

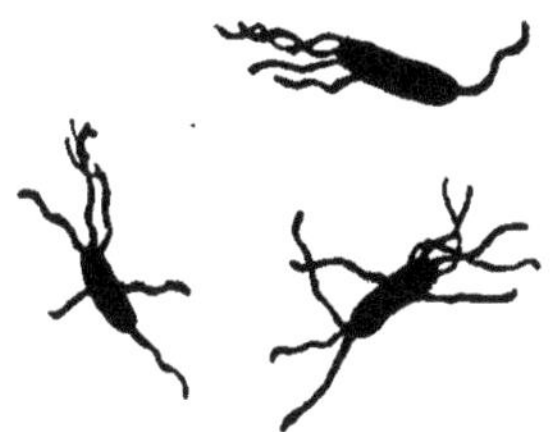

Fig. 3. — Bacille typhique. Cils vibratiles.

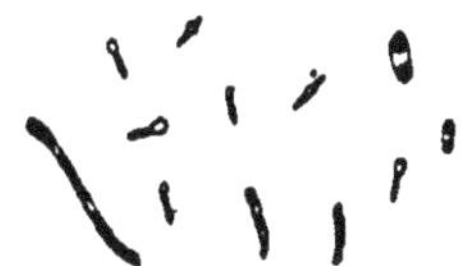

Fig. 4. — Pseudo-spores du bacille typhique.

d'une petite sphère claire, réfringente; et, concluant d'après ce qui se passe chez d'autres espèces microbiennes, il avait admis qu'il s'agissait là de spores. Seitz ne put faire cette constatation sur des bacilles provenant soit de cultures sur pommes de terre, soit de cultures dans le bouillon ou l'agar, laissées de deux à cinq jours à la température du corps. MM. Chantemesse et Widal furent plus heureux[1], et virent, sur des pommes de terre ensemencées et laissées quatre ou cinq jours à 38 degrés, des bacilles munis de spores, évidentes d'après eux (fig. 4). Ce

1. *Arch. de physiol.*, mars 1887.

seraient de petites sphères, parfois de petits corps plus longs que larges, dont les dimensions transversales paraissent supérieures à celles du corps même du bacille. Ces spores seraient inattaquables par les couleurs d'aniline[1].

Büchner[2] montra que sur les bacilles typhiques cultivés dans de certaines conditions, en particulier sur la pomme de terre à 37 degrés, on voit apparaître au bout de quelques jours, à l'une ou aux deux extrémités, des points clairs, arrondis, réfringents, qui paraissent être des spores. Il n'en est rien cependant; Büchner a prouvé que ces prétendues spores semblent s'être effectuées sur la pomme de terre à réaction acide; si l'on alcalinise la pomme de terre, ces spores n'apparaissent plus. Pour les mettre en évidence également, il suffit de cultiver le bacille dans des conditions qui lui sont peu favorables, sur l'agar à l'abri de l'air, ou bien dans un milieu additionné de matières colorantes, comme le fit Birch-Hirschfeld. Cela donne déjà à penser qu'il s'agit là de formes d'involution.

Büchner montra en outre que ces prétendues spores terminales, loin d'être réfractaires aux matières colorantes, se colorent *plus rapidement* et d'une façon *plus intense* que le reste du bacille. Il en conclut très légitimement qu'il s'agit là d'une sorte de condensation du protoplasma, remarquable par son pouvoir chromophile, et non d'une spore.

On aperçoit encore, ainsi que nous l'avons dit, soit

1. Dans son article du *Traité de médecine*, M. Chantemesse admet aujourd'hui avec la généralité des auteurs la non-existence des spores chez le b. typhique.

2. Sur les prétendues spores du b. typh., *Centralbl. f. Bakteriol.*, 1888, p. 353 et 385.

dans la continuité, soit aux extrémités du bacille typhique, *après coloration*, des points clairs, ne fixant nullement la matière colorante. On les a également confondus avec des spores. Mais Büchner encore montra qu'il s'agit là de vacuoles dues à la rétraction du protoplasma.

Les arguments biologiques invoqués par Büchner pour nier l'existence des spores sont tout aussi décisifs : les bacilles présentant ces prétendues spores résistent moins bien à la dessiccation, moins bien aussi à l'action de la chaleur, que les bacilles privés de ces spores. Tout concorde donc pour établir qu'il ne s'agit pas là d'organes de reproduction, mais bien au contraire de formes régressives, d'involution.

Ces faits importants ont été contrôlés et vérifiés par Pfühl[1], qui arrive aux mêmes conclusions que Büchner.

MM. Vaillard et Vincent ont fait une intéressante observation qui dépose dans le même sens. Du bouillon de rate humaine, ensemencé avec des bacilles d'Eberth provenant d'une rate de typhique, contenait au bout de soixante jours une grande quantité de bacilles de longueurs variées, dont un bon nombre dépassant 120 μ. Tous ces filaments renfermaient des corps brillants réfringents, ne s'imprégnant pas des couleurs d'aniline, et disposés en série linéaire comme les spores dans un filament charbonneux. Le même bouillon était peuplé au seizième jour des mêmes filaments, mais dépourvus de corpuscules. La résistance à la dessiccation était plus grande pour ces derniers que pour les filaments à corpuscules. En étudiant la résistance à la chaleur de ces formes bizarres, MM. Vaillard et Vincent

1. Pfühl, Sur la formation des spores chez le b. typhique, *Centralbl.*, 1888, p. 769.

ont vu que ces filaments soi-disant sporulés périssaient après un séjour de dix minutes à 54 degrés, alors que le bacille typhique ordinaire résiste dix minutes à 55 degrés.

Birch-Hirschfeld [1], partisan de la sporulation, a montré qu'un centimètre cube d'une solution à 1 pour 100 de sulfate de rosaniline ou de rouge de phloséine, mélangé à 6 centimètres cubes de bouillon, colore au bout de deux jours le bacille typhique, et surtout ce qu'il croit être des spores, qui se traduisent à l'œil par une masse arrondie très fortement colorée. Les observations de Büchner permettent de penser qu'il s'agit là d'une erreur d'interprétation.

Enfin nous mettrons en garde contre une apparence qui pourrait en imposer à l'occasion. Quand on colore par la solution de Lugol [2] des préparations de bacilles provenant de cultures sur le bouillon, on observe, après immersion d'une ou deux minutes dans le bain colorant, des bacilles très faiblement teintés d'un jaune pâle tirant sur le vert; les extrémités des bacilles se présentent sous l'aspect de corps ronds un peu plus colorés que le reste du bâtonnet; il est facile de délimiter les contours de ces corps par des mouvements de la vis micrométrique; à un moment donné de l'observation, ils apparaissent nettement sphériques et reliés l'un à l'autre par des filaments latéraux délimitant un espace central; cette image se voit assez nettement lorsque la mise au point est déjà faite pour les extrémités du bacille, et pas encore pour la partie médiane, c'est-à-dire quand les extrémités

1. Cultures des b. typhiques dans les milieux colorés, *Arch. f. Hyg.*, 1888, p. 341, et *Centr. f. die med. Wochenschr.*, 1888, p. 439.

2. Gasser, *Études bactériol. sur l'étiol. de la fièvre typhoïde*, Paris, 1890.

sont dans un plan d'observation plus élevé que le reste du bacille. Ces terminaisons sphériques pourraient en imposer pour des spores, mais il est facile de se rendre compte qu'on a affaire à un effet d'optique microscopique, la coloration plus intense des points extrêmes par l'iode tenant précisément à ce que ces extrémités se présentent fréquemment un peu de champ, et par conséquent sous une plus forte épaisseur que le reste du bacille.

L'ensemble de ces données tant morphologiques que biologiques montre donc que le bacille typhique ne présente pas de véritables spores.

C. — Organes où l'on trouve le bacille typhique

Recherche du bacille typhique sur le cadavre. — C'est dans les organes de malades ayant succombé à la fièvre typhoïde qu'Eberth rencontra son bacille ; c'est là qu'on va encore naturellement le rechercher lorsqu'on en veut étudier les caractères. Pour ce faire, on n'a qu'à plonger un fil de platine stérilisé dans l'organe supposé habité, après en avoir cautérisé la surface, avec une baguette de verre rougie par exemple. Il est plus sûr de faire, avec un couteau stérilisé, des sections successivement perpendiculaires, de façon à opérer sur le centre de l'organe, pourvu toutefois que cet organe soit suffisamment volumineux, et surtout si la mort remonte à un certain nombre d'heures. A l'aide d'une aiguille de platine stérilisée on recueille sur la dernière surface de coupe un peu de la substance de l'organe examiné. Dans les deux cas, on étale sur une lamelle, on sèche, on fixe par la chaleur et on colore.

Pour étudier la topographie et les rapports des bacilles dans les organes des typhiques, il est de toute nécessité de recourir à la confection de coupes. C'est ainsi que procéda Eberth lorsqu'il découvrit son bacille ; mais il se contentait d'éclaircir par l'acide acétique des coupes de divers organes durcis dans l'alcool ; Koch, le premier, essaya et réussit la coloration des bacilles sur les coupes par le brun de Bismarck; Mayer usa du violet de gentiane ; Gaffky plongeait ses coupes, après durcissement par l'alcool, dans une solution alcoolique concentrée de bleu de méthylène additionnée d'eau distillée. M. Artaud modifia la technique de Gaffky qui ne lui donnait que des résultats incomplets; il pratiqua ses coupes sur des organes congelés, et il employa comme liquide colorant une solution alcoolique saturée de bleu de méthylène additionnée d'un tiers d'eau distillée. Après vingt-quatre heures de séjour dans ce bain, les coupes étaient lavées à l'eau distillée, déshydratées par l'alcool absolu, éclaircies par l'essence de térébenthine et montées dans le baume de Canada. Le violet de gentiane et le violet de méthyle 5 B donnèrent également à cet auteur de bons résultats.

Seitz obtint aussi des préparations satisfaisantes par l'emploi des solutions de Lœffler ou de Ziehl : on laisse la coupe tremper une demi-heure, on la lave rapidement dans de l'eau acidulée à 1 pour 100 d'acide acétique, on décolore et on déshydrate par l'alcool, on éclaircit à l'essence et on monte dans le baume.

Kühne a donné une méthode dont les résultats sont excellents et que nous recommandons, bien que les manipulations à exécuter soient longues et minutieuses. Voici la succession des temps de l'opération. On met pendant une demi-heure la coupe dans la solution suivante :

Alcool absolu	10
Bleu de méthylène.	1,5

Triturer légèrement le mélange dans un mortier avec 100 d'une solution phéniquée à 5 pour 100 qu'on ajoute goutte à goutte.

On lave ensuite la coupe dans l'eau distillée, puis rapidement dans une dilution d'acide chlorhydrique (10 gouttes pour 500 grammes d'eau) jusqu'à coloration bleu pâle ; on neutralise ce lavage acide par un nouveau lavage dans de l'eau additionnée d'une solution aqueuse concentrée de carbonate de lithium (6 à 8 gouttes pour 10 grammes d'eau) dont on enlève l'excès par un séjour de quelques minutes dans l'eau distillée. Pour monter convenablement une coupe ainsi traitée, il faut d'abord la déshydrater non par l'alcool absolu, mais par l'alcool additionné d'un peu de bleu de méthylène afin de déshydrater sans décolorer ; on achève la déshydratation par l'huile d'aniline colorée en bleu, puis par l'huile d'aniline pure ; on éclaircit à la térébenthine ; on débarrasse de toute trace d'aniline par un lavage au xylol et l'on monte dans le baume.

Indiquons enfin, pour être complet, une modification apportée par M. Toupet à ce procédé (Legry. Th. de Paris, 1890). Laisser les coupes pendant cinq minutes environ dans une solution à 1 pour 100 de carbonate d'ammoniaque à laquelle on a ajouté une dizaine de gouttes (pour 20 grammes de solution de carbonate d'ammoniaque par exemple) d'une solution aqueuse saturée de bleu de méthyle 6 B. Laver les coupes pendant deux ou trois secondes dans un cristallisoir rempli d'une solution d'acide acétique à 1 pour 100. Laver ensuite à l'eau distillée pendant quelques minutes. Déshydrater avec de l'huile d'aniline saturée de fluorescéine. Passer au xylol. Monter au baume. On obtient ainsi des coupes d'un bleu verdâtre ; les microbes sont colorés en bleu.

Il est inutile d'ajouter que les recherches du bacille typhique sur le cadavre doivent être complétées par des ensemencements de parcelles d'organes frais sur la gélatine, l'agar, le bouillon ou la pomme de terre.

Par l'emploi de l'une ou l'autre de ces diverses méthodes de coloration, il est assez facile de retrouver le bacille d'Eberth dans les divers organes d'un malade qui vient de succomber à la fièvre typhoïde. Dès le début de ses recherches, Eberth obtint des résultats positifs, Koch trouva les bacilles dans la moitié des cas qu'il examina. Mayer, dans 20 cas de fièvre typhoïde, rencontra 16 fois le bacille.

Gaffky publia des examens plus probants encore : sur 28 cas de typhus abdominal, il réussit à voir 26 fois des amas de bacilles. E. Fränkel et Simmonds ont pu également isoler et cultiver le bacille typhique 25 fois sur 29 autopsies, Rheiner 5 fois sur 7, Seitz 22 fois sur 24, Chantemesse et Widal 11 fois sur 12, et A. Fränkel, Neumann, Kefuhl et Merkel l'ont obtenu presque constamment.

Les organes où l'on trouve surtout le bacille typhique sont, par ordre de fréquence, la rate, les ganglions mésentériques, le foie, les plaques de Peyer, les tuniques et villosités intestinales, etc.

En général, le bacille d'Eberth est disposé dans les organes à l'état d'infiltration, ou en amas plus ou moins volumineux, plus ou moins nombreux. C'est ce qu'avaient fait connaître Eberth et Gaffky; Artaud montra en outre que les amas pouvaient être formés à l'occasion par des bacilles de la putréfaction, fait que Gaffky avait nié, en disant que la présence des amas sur une coupe suffisait pour diagnostiquer le bacille typhique d'avec celui de la putréfaction. La méthode de Gram lève parfaitement les doutes en pareil cas; elle colore les bacilles de la putréfaction et décolore ceux de la fièvre typhoïde.

Les amas se présentent sous la forme de taches arrondies, de la dimension d'une grosse cellule lymphatique. A un grossissement suffisant, et en examinant les bords de ces amas, aux endroits où les éléments qui les composent sont moins pressés les uns sur les autres, on peut les voir constitués par l'agglomération d'une infinité de bacilles d'Eberth. Sur les coupes de rate ou de ganglions, on les aperçoit situés en plein tissu, au milieu des cellules lymphatiques, sans qu'il soit possible de préciser leurs rapports avec les éléments des tissus soumis à l'influence du processus typhique.

Infiltrés, les bacilles typhiques sont répandus, isolés, entre les éléments cellulaires.

Dans le foie, ces micro-organismes se présentent généralement en groupes (Legry), au nombre de 4, 5, 6, 7 et même davantage, dans les capillaires; parfois on voit quelques microbes dans une veine sus-hépatique, formant un amas qui se prolonge dans le capillaire voisin.

Sur les coupes d'intestin, les bacilles se rencontrent dans les parties moyennes où ils sont mêlés à des bacilles indifférents. Artaud ne les a pas constatés à la surface des plaques de Peyer, tandis que Chantemesse et Widal les y ont vus constamment.

Passage du bacille de la mère au fœtus. — On a également recherché et trouvé le bacille d'Eberth dans des fœtus portés par des femmes mortes de fièvre typhoïde, depuis que MM. Straus et Chamberland, par leurs recherches bien connues, ont montré que divers microbes pathogènes, la bactéridie charbonneuse notamment, sont susceptibles de franchir la barrière placentaire, et de passer de la mère au fœtus. C'est ainsi que Neuhauss a pu cultiver le bacille typhique retiré du foie et de la rate d'un fœtus de femme morte de fièvre typhoïde; de même M. Chantemesse avec le placenta d'une grossesse de quatre mois, au douzième jour d'une fièvre continue. Eberth aussi signala le cas d'une femme qui avorta à la troisième semaine d'une dothiénentérie; le sang, les poumons et la rate du fœtus fournirent des colonies typiques du bacille. Hildebrandt, Ernst et d'autres encore ont rapporté de nouveaux exemples, tout aussi probants que les précédents, du passage du bacille typhique de la mère au fœtus à travers le placenta.

Recherches sur le vivant. — Il y avait lieu de voir si cet organisme se rencontrait pendant la vie des malades, dans les parties du corps accessibles à l'observation bactériologique. Dès le début des recherches sur le bacille typhique, on essaya de le retrouver sur le vivant. Mais c'est en vain que Gaffky le chercha au niveau des taches rosées et dans le sang de l'avant-bras. Infructueuses aussi furent les tentatives de Fränkel et Simmonds sur le sang des doigts pendant le 3ᵉ et le 4ᵉ septenaire de la fièvre typhoïde. Pfühl, Merkel, Seitz, Lucatello, etc., échouèrent également.

Le premier qui réussit à mettre en évidence la présence du bacille d'Eberth dans les taches rosées fut

R. Neuhauss qui fit une première série de recherches sur 6 malades. Il ensemença 48 tubes de culture; 5 seulement ne restèrent pas stériles : ils avaient été ensemencés avec du sang de 3 malades, et uniquement du sang de taches rosées. Ces observations montrent que le bacille typhique est au moins très rare dans les taches lenticulaires. Les cultures obtenues, inoculées à des souris, déterminaient la mort avec hypertrophie, vive injection et ramollissement de la rate, tuméfaction des ganglions mésentériques et des plaques de Peyer, présence dans ces divers organes de bacilles typhiques. Une autre série de 9 malades fournit au même auteur des cultures fertiles provenant de 6 d'entre eux. En somme, sur 15 typhiques, Neuhauss trouva 9 fois des bacilles dans les taches rosées lenticulaires, résultat qu'a confirmé depuis Rütimeyer.

La rate étant l'un des organes où l'on rencontre le plus fréquemment le bacille typhique, on tenta d'y aller puiser un élément de diagnostic. Ce genre de recherches, inauguré par Philippowicz, fut mis en pratique par Lucatello et par Chantemesse et Widal. Après nettoyage rigoureux de la région splénique, on enfonce, aseptiquement, dans la rate, un trocart capillaire; les quelques gouttes de sang que l'on peut ainsi retirer servent à ensemencer des milieux de culture variés. L'opération pratiquée en pleine période d'état de la maladie a généralement donné aux auteurs précédents des résultats positifs.

En raison des lésions importantes de l'intestin dans la fièvre typhoïde, en raison aussi du rôle des *fèces* invoqué par certains auteurs dans la propagation des épidémies, on était en droit de supposer et de rechercher la présence du bacille typhique dans les matières fécales. Gaffky, Pfuhl, Eisenberg entreprirent des expériences dans ce sens, mais sans résultat. Cependant, la plupart des auteurs qui depuis ont abordé la question ont été plus heureux et l'on a vu (Uffelmann, Chantemesse et Widal) que le bacille typhique était très abondant dans les matières fécales, surtout du dixième au vingtième jour.

La difficulté de ces sortes d'examens, l'écueil où se sont butés nombre d'expérimentateurs, est la liquéfaction rapide, sous l'influence de microbes autres que le bacille d'Eberth, des plaques de gélatine usitées pour l'isolement des germes. Seitz, MM. Chantemesse et Widal ont utilisé la résistance du bacille typhique au phénol, pour empêcher le développement des microbes étrangers. Nous aurons à revenir sur ce procédé; disons seulement qu'en ensemençant une anse de matières fécales typhiques dans 10 centimètres cubes de gélatine additionnée de 5 ou 6 gouttes de solution phéniquée à 5 pour 100, on arrive généralement à obtenir, sur les plaques confectionnées avec cette gélatine, des colonies plus ou moins nombreuses du bacille d'Eberth, sans que l'observation soit gênée par la présence de colonies d'autres micro-organismes, ni par la liquéfaction de la gélatine.

Les urines, dans la fièvre typhoïde, peuvent renfermer le bacille d'Eberth, mais grâce à une complication rénale. C'est ce qu'avait supposé M. Bouchard en 1879, dans son exposé, au Congrès de Londres, de la théorie des néphrites infectieuses. C'est ce que Seitz vérifia dans deux cas de fièvre typhoïde, dans lesquels l'urine contenait une certaine quantité d'albumine, quantité proportionnelle au nombre des microbes trouvés dans les cultures.

Wyssokovitch, expérimentant sur des animaux, ne put jamais trouver de bacilles dans l'urine, excepté dans les cas où il constata des lésions rénales (infarctus ou foyers gangréneux) après infection par des staphylocoques ou des streptocoques. Il établit cette conclusion « qu'une élimination physiologique des microbes par les reins ne s'observe pas, et que la présence des microbes pathogènes dans l'urine est toujours liée à des localisations morbides de l'appareil uropoiétique ». En effet, toutes les fois qu'un typhique a présenté de l'albumine dans ses urines, on a toujours constaté l'existence du bacille typhique, et une lésion rénale à l'autopsie.

Cette affirmation, Neumann l'a démontrée juste, récemment encore, dans une série de communications à la Société de médecine interne de Berlin. Ainsi, dans 48 cas de fièvre typhoïde, 11 fois le bacille existait dans l'urine, accompagné 2 fois du staphylococcus pyogenes aureus. Dans tous les cas positifs, il existait « une affection rénale caractérisée par de petits foyers bacillaires dans le parenchyme, entourés de petites nodules lymphoïdes qui englobaient les tubes urinaires ».

Le bacille et les complications de la fièvre typhoïde. — On a étudié au point de vue bactériologique un certain nombre des complications phlegmasiques survenant au cours ou au déclin des fièvres typhoïdes. Les abcès de la fièvre typhoïde, les érysipèles secondaires, les pneumonies typhiques, etc., les complications, en un mot, relèvent-elles du bacille d'Eberth ou d'autres micro-organismes envahissant secondairement l'économie? Cette étude est à peine ébauchée et réclame de nouvelles recherches.

Pour ce qui est relatif à la cause première des abcès de la fièvre typhoïde, on peut considérer comme exclusive la proposition de certains auteurs qui pensent que jamais le bacille d'Eberth ne produit de suppuration. Les faits que nous allons rapporter nous amèneront à conclure avec M. Laveran (Soc. méd. des hôp., 1890) que les complications phlegmasiques, les abcès en particulier, sont souvent dus aux microbes vulgaires de la suppuration, mais aussi, dans bon nombre de cas, au seul bacille typhique.

A l'appui de la première partie de cette proposition nous citerons les recherches de Fränkel et Simmonds sur le staphylococcus pyogenes aureus dans un cas de parotidite et dans un abcès sous-cutané survenus au cours d'une fièvre typhoïde. MM. Chantemesse et Widal trouvèrent le même microbe dans deux cas d'abcès secondaire. Seitz rencontra dans des plaques d'érysipèle secondaire le microbe spécifique de cette affection, et, en ensemençant des plaques de gélatine avec la rate du même sujet, il put cultiver simultanément le streptocoque de l'érysipèle et le bacille typhique. Dans un cas de gangrène consécutif à la dothiénentérie, Escherich reconnut des streptocoques. Th. Dunin fit des cultures avec le pus d'otites moyennes suppurées au cours de la fièvre typhoïde, et il obtint des colonies de staphylococcus pyogenes albus. C'est à ces derniers organismes que l'auteur rapporte les tromboses veineuses du cours ou du déclin de la maladie. Eug. Fränkel étudia les complications laryngées et pharyngées de la fièvre typhoïde; il y trouva les microbes de la suppuration. Enfin, M. Laveran apporta à la Société médicale des hôpitaux (1890) des exemples d'abcès musculaires où il n'avait trouvé que du staphylocoque doré.

Par contre, dans un certain nombre de circonstances, le bacille typhique seul fut en cause. Nous ne disons rien des observations d'orchite typhique suppurée publiées par Hanot (1875), Paulet (1875), Ollivier (1885), bien que ces auteurs, dont les observations sont les premières en date, les attribuent à la même cause que la dothiénentérie elle-même ; on n'avait pas à cette époque de contrôle bactériologique. Tavel (1887) ne trouva que le bacille typhique dans une orchite typhique suppurée ; même constatation pour un cas identique étudié par M. Thiroloix à la clinique de M. Jaccoud (in thèse de Pein, Paris, 1891).

M. Rendu publia la première observation[1] avec examen bactériologique d'une suppuration (pleurésie) dans laquelle se trouvait le bacille d'Eberth, associé, il est vrai, à d'autres micro-organismes. Au VIe Congrès de médecine allemand tenu à Wiesbaden en 1887, A. Fränkel rapporta un cas d'abcès sous-péritonéal survenu quatre mois et demi après une fièvre typhoïde et qui ne contenait que du bacille typhique : c'est le premier exemple de longue persistance du microbe dans l'organisme. M. G. Roux[2] étudia un malade de M. Vinay, mort au 18e jour d'une fièvre typhoïde ; il existait dans la rate un abcès gros comme une noix, qui ne contenait qu'un microbe, le bacille d'Eberth. Ebermeïer, l'année suivante, fit une identique constatation dans deux cas de périostite consécutive à une fièvre typhoïde, de même que Valentini dans un cas d'abcès du tibia ouvert le 55e jour d'une fièvre typhoïde avec rechute, et dans un autre de pleurésie suppurée consécutive à une dothiénentérie. L'observation d'Orloff[3] qui a trait à la découverte chez un ancien

1. *France médicale*, 1885 (voir Pein, thèse de Paris, 1891).
2. Soc. des sc. méd. de Lyon, avril 1888.
3. *Vratch.*, 1889.

typhique du bacille d'Eberth dans un abcès du tibia, est remarquable à cause de la longue persistance (8 mois) du microbe dans l'organisme. M. Achalme a communiqué à la Société de Biologie, 1890, l'observation d'un malade qui, au début de la convalescence d'une fièvre typhoïde régulière, a présenté un abcès ostéo-périostique de la face interne du tibia gauche. L'examen microbiologique a démontré la présence, dans le pus, du seul bacille d'Eberth.

De même ordre sont les faits : de MM. Raymond et Veillon[1], qui ne trouvèrent que le bacille d'Eberth dans le pus d'un abcès de la paroi abdominale chez une femme morte le 70e jour d'une fièvre typhoïde ; de M. Panas[2], dans le cas d'une petite fille de huit ans qui, ayant eu à deux ans un angiôme orbitaire guéri en partie, contracta une fièvre typhoïde, puis consécutivement un phlegmon de l'orbite : le pus ne contenant que le bacille d'Eberth ; M. Panas admit qu'il s'agissait d'une infection spontanée de l'angiôme par le bacille de la fièvre typhoïde ; de MM. Péan et Cornil[3] qui ont relaté une ostéo-périostite survenant 3 mois après une fièvre typhoïde et due uniquement au bacille d'Eberth.

Notons enfin l'observation de MM. Gilbert et Girode[4] : il s'agissait d'une cholécystite suppurée descendante (liée à l'élimination par la bile des bactéries parvenues au foie) rencontrée à l'autopsie d'un malade mort de fièvre typhoïde ; là encore on ne trouvait qu'un micro-organisme, le bacille d'Eberth.

1. Soc. méd. des hôp., 20 février 1890.
2. Ve Congrès de chirurgie française, 1891.
3. Acad. de méd., 14 avril 1891.
4. Société de biol., 27 décembre 1890.

L'expérimentation corrobore pleinement les résultats de l'observation clinique. Colzi[1] injecte, dans le système circulatoire de lapins, des cultures pures de bacille typhique, provenant d'abcès ouverts chez des typhiques, ou de la rate de malades ayant succombé, et observe, après avoir déterminé des fractures sous-cutanées de différents membres, de la suppuration du foyer de ces fractures : le pus ne contient que le bacille d'Eberth. Orloff, à propos de l'observation que nous avons rapportée, Michon (thèse de Lyon, 1890), M. Chantemesse (Soc. méd. des hôp., 1890) ont produit également des suppurations variées par l'injection dans les tissus du bacille d'Eberth. Nous avons relaté dans la thèse de M. Pein (Paris, 1891) des expériences analogues, et nous avons montré que ces suppurations étaient étroitement liées à la présence et à l'action du bacille typhique lui-même, et non à ses produits de sécrétion.

De tous ces faits, on peut conclure que si l'on doit attribuer une part des complications de la fièvre typhoïde à une infection secondaire, résultat de l'invasion de microbes variés, principalement des micro-organismes de la suppuration, grâce à des portes d'entrée accidentelles ou à l'état de moindre résistance du malade, il n'est pas moins vrai qu'il existe nombre de cas dans lesquels est incontestable l'influence directe du bacille d'Eberth sur la production des accidents concomitants ou consécutifs de la fièvre typhoïde.

Enfin, depuis que l'on a pu utiliser avec fruit les ressources de l'analyse bactériologique, il est toute une série de cas des plus intéressants que l'on a rattachés à la

1. *Lo Sperimentale*, 1890.

fièvre typhoïde sans que l'on ait trouvé les lésions intestinales qui ont fait donner à cette maladie le nom de *dothiénentérie*.

MM. Neumann et Schœffer, G. Roux, Netter, Adenot ont signalé dans certains faits de méningite un bacille qui se rapproche du bacille d'Eberth ; aussi ce dernier auteur a pu dire que « le bacille d'Eberth est capable de déterminer une série de lésions et de troubles fonctionnels, suivant sa localisation à un moment donné, et de même que Weichselbaum a étudié les localisations rares du virus pneumonique, de même il peut exister des localisations rares du virus typhique ». Ne rentrent-elles pas dans cette catégorie, les observations de pleurésies suppurées ou non, dans lesquelles on n'a trouvé que le bacille typhique (Netter, Chantemesse, etc.) et dont M. Kelsch apportait naguère à l'Académie de médecine un exemple des plus nets? L'explication pathogénique de tels faits est obscure, et l'on ne peut faire à ce sujet que des hypothèses.

Le bacille typhique peut même envahir la totalité de l'organisme et venir greffer une nouvelle infection sur une autre préexistante. Témoin l'observation de MM. Vaillard et Vincent (Soc. méd. des hôp., 1890). Un jeune homme est d'abord atteint d'une grippe très légère. Cinq jours après le début de la convalescence il est pris d'accidents graves tels que céphalée intense, douleurs lombaires très vives, excitation cérébrale et fièvre très élevée (40 degrés) : ces symptômes, auxquels s'ajoute une épistaxis très abondante, persistent les jours suivants sans modification. Puis, coma vigil avec insensibilité complète, contracture de la nuque et des muscles du pharynx. La constipation est absolue. Après une courte amélioration, les accidents cérébraux reprennent leur première intensité et le malade meurt dix jours après le début de la maladie. L'autopsie révèle une vive congestion des méninges cérébrales et spinales qui en quelques points paraissent modérément infiltrées de sérosité. Les poumons sont congestionnés. *La rate est tuméfiée et mollasse* (480 grammes). *L'intestin ne présente aucune altération.* Les cultures faites avec la pulpe splénique, le sang des poumons, des parcelles de la moelle, du bulbe et de la protubérance donnent toutes un bacille mobile, morphologiquement et biologiquement semblable au bacille typhique, comme lui non colorable par la méthode de Gram, et se développant sur les différents milieux de culture, en particulier sur la pomme de terre avec des caractères rigoureusement identiques à ceux du bacille d'Eberth. Dans la rate et l'exsudat méningée, il a été trouvé, en outre, un streptocoque déjà décrit dans les cas de grippe mortelle. Il s'agissait donc d'une infection mixte due au streptocoque et au bacille typhique.

Tous ces travaux, auxquels on ne manquera pas d'en ajouter sans doute de nouveaux, montrent qu'il faut élargir le cadre déjà si vaste de la fièvre typhoïde ou du moins des affections imputables au bacille typhique. Par quoi l'on peut se convaincre que l'essence des maladies ne réside pas seulement dans les symptômes ni même dans les localisations et les lésions, mais aussi et surtout dans la cause.

D. — Culture du bacille typhique.

Le bacille typhique croît facilement sur les milieux nutritifs ordinaires. Il commence à se développer, quoique lentement, à la température de 10 à 12 degrés; les cultures sont entravées dans une étuve à 46 degrés; l'optimum de température est entre 37 et 39 degrés.

Milieux liquides. — Le bacille typhique, à la température de 37 degrés, trouble rapidement le bouillon de bœuf ou de veau peptonisé, légèrement alcalin; en 24 heures il donne sur ce milieu des cultures extrêmement riches. De légères secousses imprimées au tube de culture déterminent dans le bouillon comme des reflets moirés. Au bout de quelques jours il se forme au fond du tube un dépôt floconneux plus ou moins considérable, et peu à peu le liquide prend une teinte foncée de brique brûlée. Parfois il se produit dans les bouillons un pigment noirâtre (Vaillard) qui se dépose en flocons très légers au fond des vases; ce pigment peut se reproduire dans les ensemencements en série du bacille qui lui a donné naissance.

Dans le lait stérilisé, le bacille typhique se développe abondamment en prenant des formes gigantesques; le lait n'est ni coloré, ni coagulé.

L'urine stérilisée peut aussi servir de milieu de culture, et son acidité n'est pas un obstacle à la pullulation du microbe, bien que l'urine légèrement alcaline soit plus favorable à cette dernière.

Milieux solides transparents. — Le bouillon peptonisé rendu solide par addition de gélatine est pour l'étude du bacille d'Eberth un excellent milieu de culture, en raison de la façon spéciale dont il s'y comporte.

Ensemencé par piqûre dans un tube de gélatine, le bacille typhique apparaît, dès le deuxième jour, le long du trait d'inoculation, sous forme de petites colonies rondes, jaunâtres, serrées les unes contre les autres. Le développement s'accroît jusque vers le neuvième jour, et cesse à peu près complètement. Pendant ce temps, les colonies rondes du début ont augmenté en nombre et en volume, sans cependant dépasser de beaucoup les limites de la piqûre d'ensemencement.

L'aspect général de la culture est une ligne verticale de colonies, épaisse d'un ou de deux millimétres, parfois unique, d'autres fois donnant naissance, à la partie supérieure surtout, à des branches d'autres colonies qui s'étendent plus ou moins loin dans la largeur de la gélatine. A la surface de cette dernière, la colonie typhique forme une sorte de tête de clou aplatie, large de 3 à 4 millimètres, mais pouvant aussi, dans bon nombre de cultures, s'étendre jusqu'aux parois du tube.

Quelquefois on voit, à la longue, la partie supérieure de la culture sur gélatine se colorer en brun, devenir presque noire, déterminer la formation d'un pigment noir.

Caractère important à noter : jamais le bacille ne liquéfie la gélatine sur laquelle il se développe.

Les inoculations en stries sur gélatine inclinée donnent tantôt des cultures minces, transparentes, à reflet irisé, à bords irréguliers, s'étendant assez rapidement jusque vers les parois du tube sans pourtant jamais les atteindre ; tantôt des bandes épaisses, peu larges, d'apparence crémeuse, absolument limitées à la strie d'inoculation. On a attribué (Seitz) ces différences d'aspect à la plus ou moins grande alcalinité du milieu nutritif.

On a fait une remarque intéressante sur les cultures dans la gélatine (Chantemesse et Widal, Garré). Après avoir raclé la culture de façon à enlever complètement les colonies, les ensemencements faits ensuite sur le milieu ainsi traité ne donnent lieu à aucun développement : la gélatine semble avoir été vaccinée. Il est probable que les produits sécrétés, en imprégnant le milieu nutritif, jouent le rôle essentiel dans ce phénomène.

Cultures sur plaques. — Les plaques faites avec de la gélatine ensemencée de bacilles typhiques donnent naissance à des colonies très remarquables.

On voit, au bout de deux ou trois jours, la plaque parsemée de petites colonies du diamètre d'une tête d'épingle, transparentes, nacrées, d'apparence finement granuleuse, qui grossissent peu à peu pour atteindre après cinq ou six jours les dimensions d'une lentille. Elles ont, à ce moment, conservé leur éclat nacré, et leurs bords sont devenus irréguliers.

A un faible grossissement, et surtout lorsqu'elles sont très faiblement éclairées par le miroir du microscope, elles présentent un aspect tout particulier. Leur surface n'est pas uniforme ; elle est creusée de sillons plus ou moins profonds qui réfléchissent diversement la lumière diffuse, et font apparaître certains points en blanc nacré à côté d'autres plus obscurs. Sur d'autres colonies, et ce sont les plus caractéristiques, les sillons sont plus accentués, la surface de la colonie est plus tourmentée : l'image que l'on a sous les yeux, bien difficile à faire comprendre par la description, ressemble volontiers, suivant les comparaisons faites par divers auteurs, à la masse des circonvolutions intestinales, aux montagnes de la lune, ou mieux encore à une mer de glace.

La forme des colonies du bacille typhique, dans les cultures sur plaques de gélatine, a été considérée comme un des meilleurs caractères, comme un caractère différentiel, pathognomonique presque, de la nature et de l'existence de ce bacille. Cependant il y a bon nombre d'autres micro-organismes qui peuvent offrir sur les plaques de gélatine un aspect identique. Nous citerons en particulier le *B. janthinus*, le *B. coli communis*, et d'autres encore, dont les colonies peuvent être semblables aux colonies dites caractéristiques du bacille typhique.

Mais, pour ce bacille même, les formes des colonies n'ont rien de caractéristique, et, suivant la quantité de culture pure ensemencée, on peut obtenir des colonies d'aspect totalement différent de l'aspect classique. Nous pensons qu'il est d'un grand intérêt de décrire soigneusement ces formes, car il peut arriver que, dans la pratique, on néglige des colonies typhiques parce qu'elles ne présentent pas l'aspect le plus souvent décrit.

Outre la forme signalée ci-dessus, on peut observer deux autres aspects de colonies.

1° Colonies très petites, rondes, transparentes, donnant à l'œil l'impression d'une goutte d'huile, absolument incolores, et tellement confluentes qu'elles semblent se toucher, et que la plaque prend un aspect terne et mat. Cette forme de colonies est obtenue par l'ensemencement d'une anse de platine, c'est-à-dire d'une quantité assez forte, d'une culture pure de bacilles typhiques, dans 6 ou 7 centimètres cubes de gélatine destinée à la confection de la plaque. Chose remarquable, au bout de 24 heures, lorsque ces colonies se sont développées, on n'observe plus aucun progrès dans la croissance, et la plaque ne change plus d'aspect, même au bout de huit jours. De plus, il est rare d'y voir se développer des impuretés ; c'est à peine si des moisissures y poussent quelquefois, mais en très petit nombre.

Cet arrêt dans la croissance des colonies est dû très

probablement aux produits de sécrétion du microbe, qui en empêchent le développement.

2° Si on dilue dans un peu d'eau stérilisée la même anse de platine, chargée, qui a servi à faire la plaque dont nous venons de décrire l'aspect et les caractères, et si l'on ensemence un tube de gélatine avec une anse de ce mélange, on observe des différences sur cette nouvelle plaque.

Les colonies ne sont plus rondes, mais toujours transparentes et claires, assez réfringentes; leurs bords, sans être sinueux, ne sont plus réguliers. Il y a là une forme de transition entre les colonies classiques et les colonies confluentes, transition que l'on saisit fort bien lorsqu'on étudie méthodiquement avec des dilutions différentes les colonies du bacille typhique.

On a recommandé (M. Holz), pour la différenciation plus facile de ces colonies, la culture sur plaques fabriquées avec du jus de pomme de terre gélatinisé. La réaction du milieu est acide. Ce procédé de culture n'a guère qu'un avantage, celui de retarder de deux ou trois jours l'envahissement de la plaque par les moisissures; l'aspect des colonies est uniforme et non caractéristique : une masse plus ou moins transparente avec un centre jaunâtre. On ne retrouve pas, en particulier, l'aspect en glacier de la colonie.

Les cultures du bacille typhique sur *agar-agar* sont rapides et abondantes. En une vingtaine d'heures à 37 degrés, un tube de gélose ensemencée présente un fort développement; de chaque côté du trait d'inoculation, la culture s'étend sur une largeur de 3 à 4 millimètres, sans aspect caractéristique. Le liquide de condensation, qui est au fond du tube, louchit rapidement et fournit vite un abondant dépôt floconneux.

Sur les plaques faites avec de la gélose ensemencée de bacilles typhiques, on observe, après vingt-quatre heures, de nombreuses colonies, mais qui n'ont rien de spécial au bacille typhique. Ce sont des points de 2 à 3 millimètres de diamètre, réguliers, opaques, crémeux, qui grandiront vite pour atteindre le volume d'une lentille. Parfois un groupe de colonies confluentes se confond pour former une plaque plus ou moins étendue.

La gélose glycérinée donne très rapidement d'abondantes cultures, mais sans plus de caractéristique que la gélose ordinaire.

Milieux nutritifs colorés. — La culture du bacille typhique dans les milieux nutritifs colorés par les couleurs d'aniline donne lieu à d'intéressants phénomènes étudiés déjà par Certes, d'Abundo, Birch-Hirschfeld, Nœggerath, Grancher et Deschamps[1]. Nous avons décrit et spécifié les conditions de cette réaction qui, commune au bacille typhique et au bacillus coli communis, permet de limiter le champ d'exploration dans la recherche de l'un ou l'autre de ces micro-organismes. Bon nombre d'auteurs ont vérifié nos assertions sur ce point assez important pour la détermination des espèces microbiennes qui nous occupent (Charrin, Gilbert, Girode, Herman, Wurtz, Veillon, etc.). Pour étudier cette réaction, on additionne un tube de gélose d'une dizaine de gouttes d'une solution aqueuse saturée de *chlorhydrate de rosaniline*, et l'on confectionne, après stérilisation du mélange, une plaque que l'on ensemence en stries et que l'on porte à la température de 37 degrés. Déjà au bout de vingt-quatre ou trente-six heures, il se fait un commencement de déco-

1. Voir, pour plus de détails sur ce point, notre travail des *Arch. de méd. expériment.*, novembre 1890.

loration autour des stries, décoloration qui va s'accentuant et finit par être complète du sixième au huitième jour. La culture se présente alors sous forme de bandes étroites très sinueuses, finement découpées, qui se détachent en rouge clair sur le fond à peine teinté de la plaque. Les bacilles de ces cultures sont normaux et peuvent servir à de nouveaux ensemencements.

Milieux nutritifs opaques. — La pomme de terre est un bon terrain de culture pour le bacille typhique; lorsque la tranche de la pomme de terre est humide, la culture se développe sous forme d'une légère boursouflure transparente, à peine visible, que l'on a comparée à la surface glacée de certains gâteaux. Il arrive assez fréquemment (Vaillard) que la culture sur pommes de terre brunit au bout d'un certain nombre de jours, surtout lorsque le bacille ensemencé a souffert d'une manière quelconque dans les cultures antérieures. Nous verrons, lorsque nous aurons à parler des rapports du bacille d'Escherich (B. coli) et du bacille typhique, que l'aspect de ces cultures n'est pas aussi caractéristique que l'on a voulu le dire.

La truffe est aussi un bon milieu de culture; le bacille typhique s'y développe en formant sur la tranche une mince couche luisante et transparente.

La carotte se prête mal à la reproduction du bacille d'Eberth.

Les viandes diverses, ensemencées directement, aprés stérilisation, donnent d'excellents résultats.

Développement à l'abri de l'air. — Un travail récent de MM. Ogier et Bordas[1] tendrait à faire admettre que

1. *Rev. gén. des sciences*, 1890.

les milieux de culture ensemencés de bacilles typhiques restent stériles quand on les soustrait à l'action de l'air. Le résultat de ces expériences est en contradiction avec ceux obtenus antérieurement par Friedländer, Liborius, Roux, Chantemesse et Widal, qui ont toujours vu le bacille typhique facultativement aérobie. Nos propres recherches sont absolument confirmatives de celles de ces derniers observateurs.

E. — Action de quelques agents physiques et chimiques sur le développement du bacille d'Eberth.

Chaleur. — La limite extrême des températures permettant le développement du bacille d'Eberth a une grande importance pratique. Aussi plusieurs auteurs se sont-ils occupés de cette détermination. MM. Chantemesse et Widal ont pu exposer, dans un bain-marie, des cultures à la température de 60, 70, 80 et 90 degrés sans les faire périr. Ces auteurs reconnaissent eux-mêmes que leur expérience est incomplète et qu' « elle a le défaut de ne pas tenir compte de la question de temps pendant lequel une température donnée est supportée ». Une exposition de 20 minutes, d'après Pfühl, à la température (humide) de 60 degrés, est indispensable pour la destruction du bacille d'Eberth. Sternberg et Janowsky donnent le chiffre nécessaire de 57 degrés pendant 10 minutes. M. Rodet a reconnu qu'à 44-45 degrés le bacille typhique non seulement conserve ses propriétés végétatives, mais se développe bien dans les milieux de culture; il en a fait un caractère différentiel de ce microbe d'avec les autres microbes de l'eau. En tout cas, une ébullition prolongée pendant cinq minutes tue à coup sûr le bacille d'Eberth.

Froid. — Le froid a une faible action sur la vitalité des germes de la fièvre typhoïde. MM. Chantemesse et Widal rapportent, dans leur mémoire que nous avons si souvent cité, que de l'eau contenant des bacilles typhiques, exposée pendant plusieurs nuits (hiver 1886) à la congélation, n'était pas stérilisée. Prudden a pu conserver[1] un centimètre cube de glace pendant trois mois à une température variant de —1° C. à —11° C., sans que les bacilles typhiques qu'il contenait fussent tués. Cependant il pouvait arriver à la stérilisation au bout de trois jours, pourvu que l'eau infectée fût soumise cinq fois par jour à des alternatives de congel et de dégel. Les expériences de Janowsky sont du même ordre : une culture sur bouillon de bacilles typhiques fut congelée quatre fois, du 17 janvier au 5 février 1889, sans pour cela devenir stérile : du 5 au 8 février survint un froid intense qui maintint le bouillon congelé pendant trois jours et tua les bacilles. On n'a pas encore résolu par l'expérimentation d'une façon définitive la question de savoir ce que deviennent, en dehors des milieux nutritifs employés dans les laboratoires, les bacilles typhiques soumis à l'influence du froid.

Lumière solaire. — Parmi les agents physiques, les météores, le plus important peut-être au point de vue de la destruction des germes de la fièvre typhoïde est la lumière solaire. M. Gaillard (Th. Lyon, 1888) a bien analysé l'action de ce facteur. S'il y a lieu, dans l'étude de la lumière solaire, de faire la part de ce qui revient aux

1. *The medical Record*, 1887.

rayons caloriques, il faut attribuer le rôle prépondérant aux rayons chimiques. C'est à quoi tendent également les expériences de Janowsky dans lesquelles ont péri des cultures de bacille typhique après une exposition de 4, 6, 8 heures à la lumière directe d'un soleil d'été.

La lumière diffuse a aussi une action nocive, quoique moins marquée que la lumière directe. Si on expose (Chantemesse) à la lumière d'une fenêtre qui ne reçoit jamais de soleil un tube Pasteur à deux branches contenant du bouillon dans lequel on vient d'ensemencer du bacille typhique, l'une des branches recouverte d'une double enveloppe de papier noir et de papier blanc et l'autre nue, on voit que le bouillon de la branche recouverte se trouble toujours avant le bouillon de la branche nue[1].

Suc gastrique et acide chlorhydrique. — Des très nombreux agents chimiques qui peuvent s'opposer au développement du bacille typhique, un des plus intéressants à étudier est certes l'acide chlorhydrique ou mieux le suc gastrique. C'est en effet par l'action de ce dernier que l'on a pu expliquer l'innocuité des virus introduits par la voie stomacale, alors que ces mêmes virus deviennent mortels lorsqu'ils sont injectés dans le tissu cellulaire sous-cutané ou dans le torrent circulatoire. Le rôle antiseptique du suc gastrique n'a-t-il pas été démontré par Spallanzani qui tira de ses expériences sur la digestion (1787) la conclusion que « non seulement la digestion n'est pas accompagnée de pourriture, mais encore qu'il y a dans l'estomac des animaux un principe qui l'arrête, qui est *antiseptique* ». Les recherches modernes n'ont fait que préciser cette action du suc gastrique.

1. *Traité de médecine*, t. I, p. 698.

Le bacille typhique n'est pas altéré dans sa vitalité par un contact de trois jours avec une dilution de 0,3 pour 1000 d'acide chlorhydrique (Seitz); un quart de goutte, une demi-goutte d'acide chlorhydrique pur mélangée à 10 centimètres cubes de gélatine n'entrave pas le développement du bacille typhique. MM. Straus et Wurtz ont montré qu'un contact d'une heure, de deux heures même avec du suc gastrique de chien, d'homme ou de mouton fraîchement recueilli, ne tue pas le bacille d'Eberth. Il faut une action prolongée pendant 3, 4 et 5 heures pour atteindre un tel résultat. Les recherches plus récentes de M. Hamburger [1] confirment les résultats précédents.

En résumé, si le suc gastrique a des propriétés antiseptiques, et le fait est démontré, il les doit à l'acide chlorhydrique; ces propriétés sont partiellement entravées par la présence de peptones (Hamburger), d'aliments, etc. Les conditions dans lesquelles un individu sera protégé par la barrière stomacale contre une maladie infectieuse, telle que la fièvre typhoïde, sont donc fort complexes; elles dépendent de la quantité et de la qualité du suc gastrique sécrété, de la présence de plus ou moins d'aliments, des troubles de la fonction mécanique de l'estomac, etc.

F. — Produits sécrétés par le bacille d'Eberth

On connait peu les produits qu'élabore le bacille d'Eberth soit dans l'organisme, soit dans les cultures. Cette question, des plus intéressantes, demande à être

1. *Centralbl. f. klin. Med.*, 1890.

étudiée presque complètement. Voici néanmoins un aperçu des quelques recherches qui ont été faites sur ce sujet.

Brieger, en 1885, réussit à extraire, à l'aide des méthodes générales qui lui servirent à étudier les alcaloïdes animaux, des vieilles cultures de bacille typhique, une ptomaïne qu'il appela *typhotoxine*, dont le pouvoir vénéneux est très grand, et qui est imparfaitement connue. Cette substance possède un certain nombre de propriétés chimiques qui, d'après M. Luff[1], la distinguent suffisamment des autres alcaloïdes connus.

La typhotoxine cristallise sous forme d'une poudre blanche. Son hypochlorate en solution donne : avec l'acide phosphomolybdique un précipité blanc; avec l'acide picrique et le chlorure d'or un précipité jaune saturé; avec une solution d'iode un précipité foncé ; avec l'acide tannique un précipité jaune foncé. Il ne se produit pas de réaction avec l'acide phosphowolframique, ni avec le chlorure de platine.

Plus récemment Brieger a repris cette question avec l'aide de C. Fränkel[2]; ces auteurs ont appliqué au bacille typhique les procédés qui leur avaient servi pour la détermination du poison soluble sécrété par le bacille de la diphtérie : après filtration à travers la bougie Chamberland de cultures sur bouillon de bacilles typhiques, on évapore dans le vide à 30 degrés jusqu'à réduction des deux tiers, on acidifie légèrement par l'acide acétique et l'on traite par une grande quantité d'alcool absolu, dix fois environ le volume du liquide primitif. Il se forme un précipité que l'on recueille sur le filtre et que l'on dis-

1. *British med. Journal*, 1889.
2. *Berliner klinische Wochenschrift*, mars 1890.

sout ensuite dans l'eau. On dialyse à travers le parchemin après avoir saturé la solution à l'aide d'un sel tel que le sulfate d'ammoniaque. On sépare ainsi la liqueur en deux portions, l'une qui passe à travers le dialyseur et qui ne jouit d'aucun pouvoir quand on l'injecte aux animaux; l'autre qui reste sur la membrane de l'appareil, et que les auteurs, la rangeant dans la grande classe des albumines, font rentrer dans la variété des toxalbumines. Peu soluble dans l'eau, à l'encontre de la sérine, elle ne se dissout pas davantage dans une solution de chlorure de sodium, ce qui la différencie de la globuline. En injection sous-cutanée, elle tue le lapin en peu de jours, mais sans déterminer les lésions que provoque ordinairement chez cet animal une injection de culture pure de bacille d'Eberth.

C'est aux substances solubles qu'il faut vraisemblablement rapporter certains phénomènes dont nous avons déjà parlé, tels que le peu d'extension que prennent les colonies sur les plaques quand on a semé une assez grande quantité de microbes, la stérilité de l'ensemencement pratiqué sur un tube d'agar d'où l'on a enlevé par le raclage la culture préexistante, de même que les faits observés par M. de Freudenreich (*Ann. Inst. Pasteur*, 1888) relatifs à l'immunité présentée par les milieux ayant contenu du bacille typhique et ensemencés avec divers microbes après filtration. Dans ces conditions les organismes ensemencés ne se développent pas ou très faiblement[1].

1. Voir sur certains produits élaborés dans les cultures par le bacille typhique le mémoire de M. Péré (*Annales Inst. Pasteur*, 25 juillet 1892).

G. — Inoculations aux animaux.

Bien avant la découverte d'Eberth, divers expérimentateurs ont essayé de déterminer une infection typhique chez les animaux : Murchison, Klein, Birch-Hirschfeld, Bahrdt, Klebs et d'autres encore. Le procédé consistait à faire pénétrer, le plus souvent dans l'intestin de divers animaux, soit directement à l'aide de la sonde, soit en les mélangeant aux aliments, des selles de typhiques. Les résultats ne furent pas probants. Alors même que l'expérience fût suivie de succès, on ne savait pas si la maladie expérimentale ne devait pas être rapportée aussi bien aux *excreta* banals contenus dans les matières fécales, qu'aux produits typhiques eux-mêmes. De plus, on n'arrivait pas, ce qui contribuait encore à jeter un doute sur la valeur des expériences, à déterminer chez l'animal une maladie à évolution cyclique comme l'est la fièvre typhoïde chez l'homme. C'est qu'en effet il n'existe pas d'animal qui soit susceptible de contracter spontanément la fièvre typhoïde; on sait très bien aujourd'hui que ce que l'on a décrit, notamment chez le cheval, sous le nom de *fièvre*, d'*affection typhoïde* n'est que grossièrement assimilable à la dothiénentérie de l'homme [1].

Gaffky, le premier, fit des inoculations de bacilles typhiques. Pendant longtemps il nourrit cinq singes de Java avec des cultures riches en bacilles; à d'autres il

1. L'identité de la fièvre typhoïde chez l'homme et les animaux le cheval en particulier, a été plaidée notamment dans une bonne monographie du Dr Servoles : *la Fièvre typhoïde chez le cheval et chez l'homme*. Asselin, Paris, 1883.

fit des injections intra-veineuses, sous-cutanées ou intra-péritonéales des mêmes cultures. Il n'obtint aucun résultat positif; les animaux mis en expérience périrent, pour la plupart, de tuberculose, et l'on ne put trouver à l'autopsie aucune lésion susceptible d'avoir été déterminée par l'infection typhique.

E. Fränkel et Simmonds sont les premiers auteurs dont les recherches aient été couronnées de succès ; ces savants obtinrent un seul résultat positif chez six cobayes inoculés, mais ils déterminèrent chez un grand nombre de lapins et de souris des lésions qui leur permirent d'attribuer au bacille typhique un pouvoir pathogène spécifique : hypertrophie de la rate et des ganglions mésentériques, gonflement des plaques de Peyer, des reins et du foie.

Les expériences de contrôle instituées par A. Fränkel, Ivan-Michaël et Fodor ont donné des résultats analogues dans la moitié des cas environ. Cette infection expérimentale, Seitz l'obtint également, mais il fut conduit à l'expliquer par une intoxication due aux sécrétions, aux ptomaïnes du microbe typhique.

Sirotinin rechercha la cause exacte (microbe ou poison soluble) de la mort dans les expériences de ses prédécesseurs sur les animaux. Il arriva à des conclusions analogues en partie à celles de Seitz ; pour lui, c'est d'un véritable empoisonnement par les ptomaïnes qu'il s'agit, car les cultures qu'il avait injectées aux animaux avaient été stérilisées auparavant dans un courant de vapeur d'eau bouillante ; de plus, Sirotinin s'assura, fait déjà constaté par Seitz, que les bacilles typhiques ne se multipliaient pas, une fois introduits dans l'organisme.

Au même moment, et dans le même recueil (*Zeitschrift für Hygiene*, 1886), Beumer et Peiper rapportaient à côté de Sirotinin le résultat de leurs expériences. Ils avaient injecté, dans le péritoine de souris, des mélanges d'eau stérilisée et de quantité variable de bacilles typhiques obtenus par dilution d'une anse de culture dans un volume déterminé de liquide dont on mélangeait un certain nombre de gouttes à l'eau qui devait être injectée. Les résultats étaient négatifs quand on injectait une quantité inférieure à un vingtième de goutte de la première dilution; à mesure que cette quantité augmentait, la maladie expérimentale croissait en gravité, et finalement les animaux mouraient. Jamais ces auteurs n'ont constaté la multiplication du bacille dans l'organisme. Et comme les lésions déterminées par leurs injections se retrouvaient, identiques, quand ils opéraient avec des microbes différents du bacille typhique, Beumer et Peiper se refusèrent à admettre une fièvre typhoïde expérimentale.

Les résultats contradictoires s'accentuèrent encore dans de nouveaux essais tentés par MM. Baumgarten et Wolffowicz (*Centralbl. f. klin. Med.*, 1887). D'après ces auteurs, les bacilles typhiques ne prolifèrent pas dans l'organisme des lapins, des cobayes et des souris, et par suite ne peuvent être considérés comme pathogènes pour ces animaux. Ils mettent en doute également la présence, dans les cultures sur gélatine et sur pommes de terre, de produits toxiques, car des quantités notables (2 à 5 seringues de Pravaz) de dilution n'ont donné aucun résultat constant après inoculation intra-veineuse ou intra-péritonéale.

La question de l'action pathogène du bacille d'Eberth

restait en suspens, car elle ne pouvait être jugée par des expériences d'issues aussi différentes que celles qui viennent d'être rapportées. La solution du point en litige a fait un grand pas depuis lors; on est actuellement à peu près certain de pouvoir reproduire, à l'aide de cultures virulentes, une infection typhique chez l'animal. Voici les expériences qui permettent de porter ce jugement.

MM. Chantemesse et Widal (*loc. cit.*) ont publié bon nombre de résultats dont les plus importants sont les suivants. Trente souris blanches ont reçu dans le péritoine 1 centimètre cube de bouillon ensemencé depuis trois jours avec des bacilles retirés fraîchement de la rate de typhiques, c'est-à-dire très virulent; deux ont résisté; les autres sont mortes après vingt-quatre heures (17), deux jours (10), et trois jours (1). Dans tous ces cas, les divers organes de l'animal contenaient des bacilles typhiques; les ensemencements pratiqués avec le sang du cœur sont toujours restés stériles.

Sur douze souris ayant reçu dans le tissu cellulaire sous-cutané de la base de la queue une palette de platine chargée de bacilles typhiques, dix sont mortes de cinq à dix-sept jours après l'inoculation, la plupart ont succombé au bout de dix à douze jours. Dans sept autopsies, il y avait tuméfaction de la rate et du foie, qui ont fourni des cultures pures de bacille typhique; dans quatre de ces cas, le bacille existait dans la substance cérébrale; dans quelques cas la moelle du fémur fournit des ensemencements fertiles.

Six cobayes sur douze ont succombé sans lésions des plaques de Peyer, mais avec la rate et les ganglions mésentériques tuméfiés, et très chargés en bacilles.

Des lapins inoculés soit dans le péritoine, soit par la veine, ont résisté, après avoir été pris de diarrhée et subi un amaigrissement considérable. Toutefois un de ces lapins fut sacrifié quatorze jours après l'inoculation; il avait des plaques de Peyer ulcérées, des ganglions mésentériques tuméfiés; les divers organes contenaient des bacilles typhiques, de même que les matières fécales de l'animal ensemencées pendant sa vie.

Quant à la question de savoir si la typhotoxine était la cause de la mort, ces auteurs inoculèrent des souris avec 1 centimètre cube de bouillon de culture de bacille typhique préalablement porté à l'ébullition. Le résultat fut tout différent de celui obtenu précédemment : deux souris seulement sur dix succombèrent.

De si beaux résultats furent néanmoins contredits. C'est ainsi que M. Perret institua quelques expériences avec M. Rodet[1], dans lesquelles des matières fécales de typhiques, des fragments de rate ou de ganglions mésentériques, également de typhiques, furent soit injectés dans le sang ou le péritoine, soit mélangés aux aliments de chiens ou de cobayes. Dans d'autres cas, les matières typhiques étaient portées directement dans le duodenum des animaux en expérience. Le résultat fut toujours négatif. Des inoculations de bouillons de culture donnèrent des résultats variables : tantôt les animaux (souris et cobayes) mouraient, tantôt ils ne présentaient que de la diarrhée, la plupart survivaient. On n'observa pas de différences sensibles en opérant sur des animaux surmenés et soumis préalablement à un exercice forcé.

Il est à remarquer toutefois que ces résultats ne sau-

1. *Lyon médical*, 1er avril 1888.

raient être comparables en tous points à ceux de MM. Chantemesse et Widal, car le *modus faciendi* n'était pas absolument le même. Les expériences de ces derniers auteurs ont été du reste pleinement confirmées par celles de W. Cygnœus[1].

Ce savant a vu succomber des animaux à des injections intra-veineuses, intra-péritonéales, intra-intestinales de bacilles typhiques. Il diluait dans 10 centimètres cubes d'eau pure quatre ou cinq anses (*öse*) d'une culture sur gélatine ou sur pomme de terre, et en injectait de 1 à 5 centimètres cubes dans les veines, jusqu'à 20 centimètres cubes dans l'intestin. Toutes les souris inoculées périrent; neuf lapins sur seize; trois chiens sur onze. A l'autopsie on trouvait de la rougeur et du gonflement de la muqueuse intestinale, des plaques de Peyer et des follicules clos, de la rate et des ganglions mésentériques. Tous ces organes contenaient des bacilles typhiques en grande quantité : des cultures faites avec des parcelles de tissus démontraient la vitalité de ces micro-organismes.

S'il nous était permis de citer nos propres expériences (voir Thèse de Paris, 1890, et *Arch. de méd. expér.*, 1891, p. 157), nous ajouterions que nous avons inoculé nombre de fois dans le péritoine de souris blanches des quantités variant entre 4 ou 5 gouttes et un quart de centimètre cube de cultures pures de bacilles typhiques. Toujours ces inoculations ont été suivies de mort dans l'espace de sept, vingt-quatre, trente-six ou quarante-huit heures, suivant la dose de culture absorbée. A l'autopsie, faite le plus tôt possible, les organes, foie et rate, ont

1. *Beiträge zur path. Anat.*, 1890.

constamment fourni des bacilles typhiques se cultivant avec leurs caractères ordinaires sur les différents milieux et se développant, en les décolorant, sur des plaques de gélose fuchsinée.

De telles expériences ont été entreprises dans ces derniers temps par divers expérimentateurs, notamment par MM. Gilbert et Girode (*Soc. biol.*, 1890-1891) qui ont relaté plusieurs observations de cobayes morts à la suite d'une injection de bacilles typhiques, et avec des lésions intestinales, par MM. Rodet et Roux.

Il y a loin, évidemment, de la maladie ainsi provoquée chez les animaux au tableau clinique habituel de l'évolution de la fièvre typhoïde dans l'organisme humain. Mais ce n'est pas là une objection sérieuse. De ce que la fièvre typhoïde, telle que nous la connaissons, n'apparait que chez l'homme, il ne s'ensuit pas que, dans le laboratoire, on ne puisse déterminer une infection typhoïde chez les animaux. Il ne manque pas, du reste, de maladies expérimentales dont l'évolution est bien différente de celle de maladies identiques observées en clinique. Les lésions produites chez les animaux par le bacille typhique étant de même nature que celles que l'on observe chez des malades morts de fièvre typhoïde, la présence du bacille typhique dans les deux organismes étant bien démontrée, nous devrons légitimement conclure à l'action pathogène du bacille d'Eberth.

II. — Essais de vaccination.

A l'exemple des expérimentateurs qui avaient obtenu des vaccinations contre diverses maladies par des procédés variés, notamment par injection de cultures de microbes atténués, ou de substances sécrétées par ces mêmes microbes, MM. Beumer et Peiper, Chantemesse et Widal ont essayé de conférer aux animaux l'immunité contre le virus de la fièvre typhoïde[1]. Ils ont pris pour point de départ ce fait démontré, que les substances solubles sécrétées dans les cultures par le bacille d'Eberth déterminent la mort des animaux auxquels on les injecte; mais il faut inoculer une dose beaucoup plus forte que dans les cas où l'on se sert de cultures pures et virulentes. Si cette dose mortelle n'est pas atteinte, les inoculations ultérieures de cultures typhiques virulentes resteront désormais sans effet sur les animaux en expérience. Dans une première série de faits, ces auteurs ont injecté dans le péritoine de douze souris blanches, pendant six jours consécutifs à vingt-quatre heures d'intervalle, des cultures, stérilisées à 120 degrés, de bacilles typhiques ensemencées depuis trois jours. Pendant ce traitement, quatre des souris meurent; les huit restantes ainsi que quatre nouvelles non traitées reçoivent dans le péritoine un demi-centimètre cube de culture virulente. Ces quatre dernières meurent trois jours après l'opération, les autres résistent. Répétées à plusieurs reprises, ces expériences donnent à MM. Chantemesse et Widal des résultats analogues.

Récemment MM. Brieger, Kitasato et Wassermann (*Zeitsch. f. Hyg.*, Bd. XII, H. 2) ont confirmé ces recherches; en outre ils ont montré que le sérum des animaux vaccinés peut conférer l'immunité à d'autres animaux contre l'infection typhique, et peut même guérir cette maladie en évolution.

1. *Annales Inst. Pasteur*, 1888, p. 54.

De tels faits sont assurément des plus intéressants et méritent d'être plus complètement étudiés. Il est nécessaire pour cela d'être fixé, mieux que nous ne le sommes, sur la dose précise de culture virulente nécessaire pour infecter un animal, de connaître exactement les conditions de réceptivité des sujets en expérience, et surtout de pénétrer plus avant dans l'étude des substances solubles élaborées par le bacille d'Eberth. Les beaux résultats obtenus jusqu'à ce jour dans la connaissance d'autres maladies infectieuses nous autorisent à penser que ce champ d'études sera fécond pour les chercheurs, en ce qui concerne la fièvre typhoïde.

III

Le bacterium coli commune.
Ses rapports avec le bacille typhique.

En 1885, Escherich découvrit un nouveau micro-organisme : le *bacterium coli commune* ou *bacillus coli communis*. Hôte normal du gros intestin, ce microbe fut considéré tout d'abord comme un saprophyte ; on lui reconnut bientôt des propriétés pathogènes et on le retrouva comme seul agent de diverses lésions importantes. Bien plus, depuis quelques années, en raison de certaines particularités de son histoire, sur lesquelles nous allons revenir, quelques auteurs lui attribuent un rôle prépondérant dans la genèse de la fièvre typhoïde : on ne tend à rien moins qu'à dire que le bacille typhique est le B. coli devenu pathogène, ou mieux, typhogène. L'importance doctrinale de cette question nous engage à passer rapidement en revue les caractères de ce micro-organisme, et à indiquer les ressemblances et les différences qui le rapprochent ou le séparent du bacille d'Eberth.

A. — Le bacterium coli commune. Ses ressemblances avec le bacille typhique.

Formes. — Le B. coli est un petit bâtonnet de 2 à 3 μ de longueur sur 0,7 ou 0,8 à 1 μ de largeur, à extrémités arrondies. Il peut atteindre de grandes dimensions, devenir filament, aussi bien qu'on le voit réduit à des formes sphériques, très petites. Souvent les éléments s'associent par 2 ou 3 et même davantage, de façon à constituer des chaînettes de bacilles; en un mot, polymorphisme extrême.

Coloration. — Assez facilement colorable par les couleurs d'aniline, il se décolore par la méthode de Gram. Les préparations colorées mettent en évidence une forme en navette et des pseudo-spores, absolument comme chez le bacille d'Eberth.

Motilité. Cils. — Presque aussi mobile que le bacille d'Eberth, le B. coli possède des cils vibratiles, longtemps mis en doute, mais que Klemensiewicz a récemment rendus évidents par l'application de la méthode de Lœffler; seulement ils sont moins nombreux que ceux du bacille typhique; c'est à peine si l'on en compte deux, trois au plus.

Cultures. — Dans le bouillon, le B. coli se développe rapidement à 37 degrés et fournit des cultures dont l'aspect est identique à celui des cultures du bacille typhique. On a voulu donner comme caractère spécial la formation de petites pellicules à la surface du bouillon : souvent ce phénomène apparaît dans les cultures du bacille typhique.

Sur agar le B. coli se développe sans apparence particulière : ici encore il paraît identique au bacille typhique.

Les cultures sur gélatine ne sont pas davantage différentes; à la surface de la gélatine, a-t-on dit, la culture du B. coli se développe progressivement jusqu'à toucher les parois du tube : souvent aussi ce caractère apparaît dans les cultures typhiques.

Les cultures sur plaques de gélatine ne sont pas moins ressemblantes d'aspect pour les deux microbes. Les colonies rondes, opaques, que nous avons signalées dans l'étude que nous avons faite du bacille d'Eberth, sont communes sur les plaques ensemencées de B. coli, et les mêmes plaques peuvent présenter des colonies typhimorphes (Wurtz et Hermann) absolument identiques à celles que l'on a décrites comme spéciales au bacille typhique.

Les plaques d'agar additionné de fuchsine sont totalement décolorées par le B. coli, peut-être un peu plus rapidement que par le bacille typhique.

Les cultures sur pommes de terre ne sont pas davantage caractéristiques; ordinairement elles ont l'aspect d'une couche épaisse, grasse, de couleur purée de pois ; mais le B. coli peut se développer sous forme d'un dépôt mince, opalin ou luisant, à peine visible, analogue à celui que détermine habituellement le bacille d'Eberth. Alors même que l'un ou l'autre des deux bacilles se développe selon le mode qui lui est le moins habituel, il existe cependant quelques petites différences dans l'évolution de la culture ; mais il faut vraiment un œil bien exercé pour les percevoir.

Nous renvoyons au paragraphe suivant le résultat de l'inoculation aux animaux.

On a pensé trouver dans certaines réactions particulières des signes suffisants pour affirmer que l'on est en présence du bacille typhique ou du B. coli. Telle est la *réaction négative de l'indol* indiquée par Kitasato : on ajoute à 10 centimètres cubes de bouillon de culture peptonisé et alcalin, ensemencé des bactéries à examiner, 1 centimètre cube d'une solution de nitrite de potasse à 0,02 pour 100, et ensuite quelques gouttes d'acide sulfurique concentré. Il se produit alors une coloration rose ou rouge foncée qui n'existerait pas quand on opère sur une culture de bacilles typhiques. Or cette réaction peut très bien ne pas s'effectuer en présence de certains bacilles pseudo-typhiques de l'eau, et même dans des cultures de B. coli; souvent aussi elle apparaît dans des cultures de B. d'Eberth.

L'addition d'acide phénique aux milieux nutritifs, selon la recommandation de MM. Chantemesse et Widal, qui ne permettrait qu'au bacille d'Eberth de se développer, peut aussi échouer, et d'après M. Malvoz, le B. coli se montre même plus résistant que le typhique à l'action de l'acide phénique. Nous verrons cependant que ce procédé de différenciation, modifié comme nous l'indiquerons, peut être très utile dans la recherche du bacille de la fièvre typhoïde.

B. — Caractères différentiels des deux bacilles.

On voit, d'après ce que nous venons de dire, que les caractères des cultures ne sont pas suffisants pour permettre de décider si l'on est en présence de l'un ou l'autre des deux microbes.

L'examen microscopique ne fournit pas davantage de renseignements. Il est un point cependant qui mérite attention : c'est la constatation des cils vibratiles ; le bacille typhique possède un grand nombre de flagella, de dix à vingt en moyenne, le B. coli n'en a guère qu'un ou deux, trois au plus. Mais il faut reconnaître que ce procédé de diagnostic est d'usage peu courant et ne saurait être recommandé dans la pratique, vu la difficulté réelle que l'on éprouve à mettre les cils vibratiles en évidence. La présence même de peu de cils dans un cas, d'un grand nombre de cils dans l'autre, n'est pas une preuve absolue de la non-identité des deux microbes. Tous ceux qui ont essayé de colorer des flagella d'après la méthode de Löffler savent combien il est difficile d'obtenir une préparation démonstrative ; outre que les flagella souvent ne prennent pas la couleur, les manipulations auxquelles on les soumet les brisent très fréquemment, et il devient alors presque impossible d'en évaluer le nombre primitif.

Il a donc fallu chercher dans une autre voie. Il semble bien que l'on possède aujourd'hui un procédé de différenciation suffisant pour la pratique.

Escherich déjà, plusieurs autres auteurs ensuite, avaient signalé la propriété que possède le B. coli de faire rapidement *coaguler le lait*. M. Malvoz fit ensuite remarquer qu'un ensemencement en piqûre dans la *gélose sucrée* détermine la formation de bulles de gaz autour du trait si l'ensemencement a été fait avec du B. coli. Le phénomène n'a pas lieu avec le bacille typhique.

MM. Chantemesse, Widal et Perdrix (*Acad. de méd.*, 1891) précisèrent et généralisèrent cette action : le B. coli fait fermenter les sucres, le bacille typhique ne fait pas fermenter les sucres.

Peu après, M. Dubief, qui étudiait cette question depuis

longtemps, vint dire à la Société de biologie que, tout au moins en ce qui concernait le glucose, les propriétés fermentatives des deux microbes étaient identiques; une même quantité de l'une ou l'autre culture détruit dans le même temps une même quantité de glucose, et donne naissance aux mêmes produits de fermentation — alcool éthylique, acides carbonique, lactique, acétique, butyrique; la quantité d'acide lactique est moindre dans les cultures typhiques que dans celles du B. coli. C'est par cette particularité que M. Dubief explique le retard de la coagulation du lait par le bacille d'Eberth, car il affirmait en même temps, et contrairement à ses prédécesseurs, que le lait est coagulé par le bacille d'Eberth, mais plus tard que par le B. coli.

A l'une des séances suivantes de la Société de biologie, MM. Chantemesse, Widal et Perdrix abandonnèrent leur formule générale et restreignirent à la lactose l'action fermentative du B. coli. Les faits annoncés par ces auteurs ont été vérifiés par d'autres et paraissent bien établis. On procède de la façon suivante : dans un récipient contenant du bouillon de veau non peptonisé, on ajoute de 2 à 10 pour 100 de lactose et 1 centimètre cube de carbonate de chaux pulvérisé, on stérilise à l'autoclave à 115 degrés, et l'on ensemence. En quelques heures, on voit, dans les tubes où a poussé le B. coli, un dégagement de fines bulles gazeuses à la surface du bouillon. Ce phénomène n'a pas lieu dans les tubes ensemencés de bacilles typhiques.

M. Wurtz[1] a perfectionné ce procédé en le modifiant d'une façon très élégante. Il emploie de préférence

1. *Arch. de méd. expér.*, janvier 1892.

comme milieu de culture, de la gélose alcaline additionnée de 2 à 3 pour 100 de lactose, et colorée en bleu par quelques gouttes de teinture de tournesol (10 gouttes par 6 centimètres cubes environ de gélose). Sur un tel milieu le bacille d'Eberth se développe sans en modifier la teinte, le B. coli, au contraire, la fait virer au rouge; dans ce dernier cas, il y a eu dédoublement de la lactose, formation d'acide lactique, et transformation consécutive, sous l'action de cet acide, de la couleur bleu de tournesol en couleur rouge. La réaction est très frappante et très démonstrative. Il est à noter que si la gélose est à choisir de préférence pour cette expérience, les divers milieux nutritifs sont également convenables.

Un autre fait, indiqué également par M. Wurtz, vient confirmer la non-identité du B. coli et du bacille d'Eberth : si on enlève par le raclage une culture de bacille d'Eberth sur gélose, et qu'on réensemence sur cette même gélose du B. coli, ce microbe se développe, moins bien que sur un tube vierge il est vrai, alors que dans les mêmes conditions le bacille d'Eberth ne donne rien (Chantemesse et Widal).

Si donc sur un bon nombre de points les différences entre ces deux microbes sont peu nettes ou même inappréciables, il existe néanmoins des conditions où il n'est pas possible de les identifier.

Telle n'est pourtant pas la conclusion que l'on puisse tirer des travaux de MM. Rodet et Roux (de Lyon). Ces savants, même dans leur dernier mémoire[1], soutiennent que le bacille d'Eberth n'est que le dernier terme d'une série de transformations subies par le B. coli; ce mi-

1. *Arch. de méd. expérim.*, mai 1892.

crobe, vulgaire saprophyte, végète normalement dans le tube digestif, et sous l'influence de divers facteurs non précisés il s'élèverait à la dignité de microbe pathogène.

Dès 1889, MM. Rodet et Roux ont plaidé la cause de l'identité (*Soc. des sc. méd. de Lyon*). Ils s'appuient sur les caractères semblables de formes et de cultures que l'on relève chez l'un et chez l'autre de ces micro-organismes. Dans les analyses d'eau qu'ils ont pratiquées, ils n'ont jamais trouvé que le B. coli, alors qu'il paraissait exister une relation évidente de cause à effet entre l'épidémie de fièvre typhoïde et la consommation de l'eau analysée. Souvent la ponction de la rate de typhiques leur fournit des cultures pures de bacilles d'Eberth, et les recherches les plus minutieuses n'ont pu leur faire voir dans les selles de ces mêmes malades que le B. coli. Des expériences (relatées *in* Th. de Vallet, 1891) leur ont montré que dans les matières fécales, le bacille d'Eberth vit peu de temps, alors que le B. coli y conserve une vitalité indéfinie et s'y maintient très virulent. Enfin, pour ces mêmes auteurs, il y a identité complète des effets pathogènes de ces deux microbes sur les animaux.

Chacun de ces arguments mérite d'être envisagé quelque peu.

Les cultures ne sont pas toujours un moyen suffisant de diagnostic, cela est vrai ; la présence de cils vibratiles est difficile à mettre en évidence, nous l'avons reconnu ; mais il est un signe qui, *actuellement*, a une grande valeur, c'est le pouvoir fermentatif que possède le B. coli en présence de la lactose. MM. Roux et Rodet ont bien montré, à la vérité, dans une des dernières séances de la Société des sciences médicales de Lyon, un bacille possédant toutes les réactions de culture du B. coli ou du bacille d'Eberth, mais qui ne rougit pas les cultures au tournesol; ils l'appellent néanmoins B. coli, parce que, disent-ils, ils lui ont fait perdre, à l'aide de certains procédés qu'ils décriront, son pouvoir fermentatif. Nous attendrons de nouveaux détails pour nous prononcer. Ce qui est actuellement certain, c'est que le bacille d'Eberth authentique, retiré de la rate des typhiques par ponction, ne fait pas fermenter la lactose, tandis que le B. coli des matières fécales possède la propriété contraire. Du reste, nous ne devons pas rejeter en bloc les constatations de bacille d'Eberth où l'on n'a pas mis en œuvre l'emploi de la lactose; loin de là, l'ensemble des caractères sur les différents milieux permettent à un bactériologiste exercé d'arriver à la quasi-certitude, et nous aurons l'occasion de constater que les procédés de recherches employés pour l'analyse des eaux suspectes ne sont pas illusoires.

Si le B. coli existe dans une eau suspecte, cela prouve qu'il y a été amené par des matières fécales; mais cela ne démontre pas nécessairement qu'il puisse produire la fièvre typhoïde ou être le point de départ de nouvelles épidémies; les observations ne manquent pas dans lesquelles est notée la présence du B. coli et du B. typhique; si cette différenciation a pu être effectuée, c'est qu'il existait au moins deux variétés de B. coli : le B. coli ordinaire des matières fécales, et le B. coli typhogène, ou ce que tous les bactériologistes, à l'exception de MM. Rodet et Roux, appellent le bacille typhique. Il est souvent difficile de mettre ce dernier en évidence, alors que, par contre, le B. coli se trouve très fréquemment; mais il faut bien remarquer que les matières fécales contiennent beaucoup plus de B. coli que de B. d'Eberth, que le premier a beaucoup plus de chances d'être rencontré que le second et que les difficultés sont accrues par le petit volume d'eau sur lequel on est obligé d'opérer. De ce que l'on trouve le B. coli dans les eaux souillées par les matières fécales plus fréquemment que le B. typhique, on ne peut pas rigoureusement induire que le premier est cause de l'épidémie, et par suite est identique au second.

La prédominance du B. coli dans l'intestin, et celle du B. typhique dans la rate, chez un malade atteint de fièvre typhoïde, n'impliquent pas que celui-ci n'est que celui-là modifié par le passage à travers l'organisme. Il faudrait tout d'abord apporter des preuves plus directes de cette transformation. Et puis l'on ne trouve pas que du B. coli dans l'intestin des typhiques; il y est très abondant et même très virulent; mais on y rencontre aussi du bacille d'Eberth, surtout du 10e au 20e jour.

Les expériences de MM. Rodet et Roux, celles de leur élève M. Vallet, aboutissent à cette conclusion que dans les fosses d'aisance ses B. coli se développe et vit indéfiniment, et qu'au contraire le B. d'Eberth y meurt très rapidement (2 à 3 semaines). Par conséquent les épidémies d'origine fécale survenues par l'intermédiaire d'eau de boisson souillée, après plus de deux où trois semaines, relèvent du B. coli et non du B. d'Eberth. On peut faire à ces expériences les mêmes reproches que leurs auteurs adressent à celles de leurs prédécesseurs, d'Uffelmann en particulier : ce dernier étudiait la survie du bacille typhique dans un mélange stérilisé ou non d'urine ou de matières fécales ; il a pu constater la vitalité du bacille d'Eberth 2, 3, 4 mois après l'ensemencement. Si les conditions de ces expériences ne sont pas celles où sont les fosses d'aisances, les conditions dans lesquelles a observé M. Vallet ne s'en rapprochent pas davantage : « Nous avons recueilli une certaine quantité du contenu liquide d'une fosse d'aisances. C'est dans ce milieu lui-même, et non dans un mélange approximatif, que nous nous proposions de cultiver les deux bacilles. Une difficulté se présentait, l'existence de nombreux micro-organismes préexistant dans ce nouveau bouillon de culture, et la gêne apportée par leur présence dans les contrôles ultérieurs. Nous avons pris le parti d'éliminer ces micro-organismes, en respectant le plus possible la composition chimique du milieu. La stérilisation par la chaleur nous aurait probablement privé de quelques éléments, aussi avons-nous donné la préférence à la filtration sur la bougie Chamberland. Nous avons obtenu ainsi un liquide limpide, doré, et d'une réaction alcaline. Réparti dans des ballons, comme du bouillon ordinaire, sa stérilité constatée, il était prêt pour l'ensemencement. » (Vallet, Th. de Lyon, 1891, p. 45.) Il y a loin de là à la composition chimique et microbienne si instable du contenu d'une fosse d'aisances, et ces résultats n'infirment pas ceux qu'ont obtenus Uffelmann, Chantemesse et Widal.

Y a-t-il identité dans les effets produits chez les animaux par le B. coli et le B. d'Eberth? Les auteurs lyonnais l'affirment, et résument ainsi les lésions produites chez le cobaye et le lapin par le B. coli [1] :

« Tuméfaction de la rate, congestion des intestins et, en général, de la séreuse péritonéale; épanchement séro-sanguinolent dans le péritoine; fausses membranes fibrino-purulentes dans cette séreuse, notamment à la surface

1. *Arch. de méd. expér.*, mai 1892, p. 330.

du foie et de la rate; gonflement des plaques de Peyer qui sont vascularisées, ecchymosées et peuvent être ulcérées; exhalation liquide et gaz libres dans l'intestin; épanchement séreux dans les plèvres et le péricarde (nous avons même vu une fois de la pneumonie); abcès du foie et de la rate (exceptionnels). »

Ces caractères sont à très peu près semblables à ceux que l'on relève dans l'infection expérimentale par le bacille typhique; pas assez toutefois pour qu'un certain nombre d'auteurs, MM. Gilbert et Girode en particulier, puissent admettre l'identité absolue.

La discussion sur l'identité du B. coli et du B. typhique n'est pas près d'être close. De part et d'autre, on s'ingénie à multiplier les points de ressemblance aussi bien qu'à mettre en évidence les caractères différentiels. La preuve décisive est loin d'être fournie : il faudrait présenter un B. coli produisant la fièvre typhoïde. Nous partageons entièrement l'avis de M. Macaigne, dont nous reproduisons les lignes suivantes extraites de son excellente *Étude sur le Bacterium coli commune*[1] : « La caractéristique d'un microbe pathogène réside non pas dans tous ces caractères superficiels, mais dans son mode d'action sur l'organisme, ou, si l'on veut, dans le mode de réaction de l'organisme lui-même.

« Or comment se comporte le B. typhique?

« Nous savons que dans la fièvre typhoïde, l'agent infectieux, entré par la muqueuse intestinale, envahit tout l'organisme, car on l'a rencontré dans tous les organes (foie, cerveau, moelle osseuse, plèvre, etc.). Mais il séjourne peu dans le sang; « de bonne heure, il s'ac-

1. Th. de Paris, 1892, p. 51.

« cumule dans certains organes, les tissus lymphoïdes en « particulier ». Donc, ce qui caractérise essentiellement la fièvre typhoïde, c'est que l'organisme réagit à un microbe déterminé par son système lymphoïde.

« Le B. coli provoque-t-il la même réaction? Les faits s'élèvent contre cette supposition. Le B. coli virulent exerçant son action sur la muqueuse intestinale y produit une entérite desquamative ; et par l'absorption des substances toxiques qu'il sécrète, il donne de l'algidité, le tableau du choléra nostras. Il impressionne l'organisme par ses toxines, mais il n'envahit pas les organes, sauf au moment de l'agonie. C'est à titre de complication qu'il va se localiser dans certains organes, au cours des entérites dont il est la cause.

« Comment admettre que deux microbes identiques, doués de grande virulence, arrivant par la même voie, sécrétant les mêmes produits, provoquent de la part de l'organisme deux modes de réactions tellement dissemblables?

« MM. Roux et Rodet supposent que le B. coli virulent pénètre l'organisme; puis, dans la lutte qui s'en suit, lutte dans laquelle l'individu se défend par des organes spéciaux (tissu lymphoïde, rate, etc.), le microbe subirait des modifications dans sa vitalité et deviendrait B. d'Eberth. Et tous les cas relevant d'une épidémie seraient produits toujours par le B. coli doué d'une virulence spéciale, B. coli en entrant dans l'individu et B. typhique en sortant.

« Mais que devient alors la spécificité de la fièvre typhoïde, maladie spécifique par sa cause et par ses lésions? Résiderait-elle uniquement dans le mode de réaction de l'organisme contre un microbe banal? L'expérience nous apprend, au contraire, que la spécificité dans la fièvre typhoïde appartient, au premier chef, au bacille typhique ; MM. Gilbert et Girode ont produit chez un cobaye une maladie typhique pure avec foyers bacillaires dans la rate et les plaques de Peyer, chose qui manque dans l'action du B. coli. Le microbe avait donc sa spécificité avant d'entrer dans l'organisme pour produire la fièvre typhoïde....

« ... Pour nous, toute la discussion se résume dans la question suivante : Pourquoi le B. coli virulent, pathogène, provoque-t-il dans un cas la réaction forme choléra, dans l'autre la réaction forme typhoïde, alors que la virulence est caractérisée par la qualité des produits sécrétés qui doivent être de même nature dans les deux cas ?

« Il ne s'agit pas de multiplier les ressemblances superficielles par des artifices de technique, il faut démontrer que le B. coli est capable de déterminer chez l'organisme deux modes de réaction, l'un banal, l'autre spécifique. Et quand bien même on serait arrivé à produire par le passage dans les organes des animaux la diminution de vitalité du B. coli qui le fait ressembler au bacille d'Eberth, il faudrait encore prouver que ce B. coli différencié correspond à des lésions spéciales connues, c'est-à-dire la maladie typhique reproduite par Gilbert et Girode. Alors nous serons convaincus. Jusque-là nous continuerons à voir dans le B. coli un saprophyte capable d'acquérir une virulence extrême (entérites algides et fébriles), et dans le B. typhique un bacille présentant avec le précédent de grandes analogies de forme et de cultures, mais absolument distinct par son action pathogène, c'est-à-dire un bacille spécifique par son origine et par sa manifestation morbide. »

IV

Recherche et diagnostic du bacille typhique.

Ce chapitre d'intérêt tout pratique a pour but d'indiquer les moyens les plus convenables pour déceler le bacille typhique dans un milieu suspect, tel que l'eau, l'air, les poussières du sol, les objets contaminés, etc. Nous prendrons l'analyse de l'eau comme exemple, la méthode s'appliquant à tous les autres cas. Nous n'avons pas l'intention d'aborder, même d'une façon sommaire, les détails de l'opération; on trouvera toutes les indications dans les traités spéciaux. L'eau est supposée recueillie avec pureté; on a procédé à la numération des germes qu'elle contient; il ne reste plus qu'à déterminer la qualité de ces germes, et en particulier à vérifier la présence ou l'absence du bacille typhique.

Dès 1887, MM. Chantemesse et Widal préconisèrent dans ce but spécial les milieux phéniqués. L'addition à 10 centimètres cubes de gélatine de 4 gouttes de solution phéniquée aqueuse à 5 pour 100 n'empêche pas sur les plaques le développement du bacille d'Eberth, mais entrave l'éclosion de beaucoup d'autres germes.

Ce procédé fut vivement critiqué à l'étranger, surtout en Allemagne. Kitasato et Holz affirmèrent que beaucoup de saprophytes de l'eau sont plus résistants que le bacille typhique à l'action du phénol.

M. Thoinot (*Acad. de méd.*, avril 1887) se contente d'ajouter à 500 grammes de l'eau à examiner 20 gouttes d'acide phénique pur. Les plaques ensemencées avec de l'eau ainsi traitée ne montrent tout d'abord que des colonies de bacille d'Eberth.

M. Loir (*Ann. Inst. Past.*, 1887) commence par filtrer une grande quantité de l'eau suspecte; le résidu qui reste sur la bougie filtrante est ensemencé dans la gélatine phéniquée.

Au lieu de s'adresser au phénol comme agent de séparation du bacille d'Eberth d'avec les autres bacilles de l'eau, M. Rodet (*Lyon méd.*, déc. 1888) employa la chaleur. Entre 44 et 45 degrés le bacille typhique se développe bien; les autres germes ne cultivent pas; si à cette température une culture devient féconde, on pourra penser à l'existence du bacille typhique dans cette culture.

MM. Straus et Dubarry (*Arch. de méd. expér.*, 1889) pour pouvoir opérer sur une plus grande quantité d'eau et permettre un développement suffisant, ajoutent le bouillon de culture à la totalité de l'eau, au lieu d'en ensemencer quelques gouttes dans le bouillon.

M. Chantemesse a récemment[1] donné le détail de sa technique; nous reproduisons textuellement sa note. Il utilise simultanément deux procédés.

A. 100 grammes de l'eau à analyser sont mis dans un cristallisoir à l'étuve à 35 degrés. Dans l'eau plongent par une de leurs extrémités 5 ou 6 tubes capillaires (tiges de thermomètres), longs de 15 centimètres environ

1. *Traité de médecine*, t. I, p. 755, Paris, 1891.

et remplis d'un liquide contenant pour 3 centimètres cubes de suc de pomme de terre stérilisé une goutte d'une solution d'eau phéniquée à 6 pour 100. L'autre extrémité du tube est fermée à la lampe après l'introduction du suc. Au moment de placer les tubes dans l'eau, on chauffe légèrement l'extrémité fermée et la bulle d'air qu'elle renferme au-dessus du liquide pour que cet air se dilate et repousse le suc de pomme de terre jusqu'à son point d'affleurement à l'extrémité ouverte. L'immersion se fait aussitôt.

Au bout de 6 heures de séjour dans l'étuve à 35 degrés, on retire une moitié des tubes, et, au bout de 12 heures, l'autre moitié; leur paroi externe est essuyée avec du papier brouillard flambé; leur extrémité fermée est brisée, et, en soufflant à cette extrémité avec un tube de caoutchouc, on fait sortir par l'orifice libre le suc de pommes de terre, qu'on reçoit directement dans un tube de bouillon. Ce tube est aussitôt ensemencé dans une série de cristallisoirs de Petri qui renferment de la gélatine fondue. On opère le mélange avec soin et on porte les cristallisoirs à l'étuve à 20 degrés. Dans chacun d'eux naissent des germes dont l'immense majorité est représentée par des colonies qui ne liquéfient pas la gélatine quand l'eau est souillée par le bacterium coli commune ou le bacille typhique. Les caractères objectifs des colonies attirent l'attention; elles sont examinées au microscope et transplantées dans des milieux de culture pour être soumises aux multiples épreuves du diagnostic bactériologique.

B. Le second procédé technique est utilisé en même temps que le premier. L'opérateur doit avoir à sa disposition : 1° de l'eau distillée phéniquée à 6 pour 100; 2° du suc de pomme de terre stérilisé, filtré pour enlever les grumeaux coagulés et stérilisé de nouveau; 3° une solution stérilisée de peptone à 25 pour 100; 4° du bouillon n° 1 dont voici la formule : bouillon de bœuf ordinaire 800 grammes, solution phéniquée précédente 90 grammes, solution de peptone précédente 90 grammes, suc de pommes de terre 20 grammes; 5° du bouillon n° 2 ainsi composé : eau distillée stérilisée 880 grammes, bouillon n° 1, 100 grammes, solution phéniquée 8 grammes et solution peptonisée 12 grammes. Ces deux dernières solutions aqueuses sont aux doses indiquées plus haut.

L'analyse doit porter sur la plus grande quantité d'eau possible, et bien qu'on puisse étudier le liquide tel qu'il se présente, il y a tout avantage à le concentrer.

Plusieurs litres d'eau sont placés dans un vase pur; une bougie Chamberland stérilisée plonge dans le liquide, tandis que son extrémité ouverte est mise en communication, à l'aide d'un tube en caoutchouc, avec une trompe à eau qui fait le vide. L'eau réduite à un demi-litre environ possède encore tous ses germes; ceux d'entre eux qui ont adhéré à la paroi externe de la bougie sont enlevés avec du papier à filtre stérilisé, lequel est ensuite lavé dans la même eau; enfin celle-ci, devenue plus ou moins trouble, est divisée en portions de 50 centimètres cubes, distribuées dans de petits flacons stérilisés qui portent deux traits superposés, gravés sur le verre, l'un indiquant la mesure d'un volume de 50 centimètres cubes, l'autre celle d'un volume de 60 centimètres cubes. On remplit le flacon avec l'eau à analyser jusqu'au premier trait et on ajoute ensuite le bouillon n° 1 jusqu'à ce que le liquide vienne affleurer le second trait. On agite et on obtient un mélange qui, pour 1000, contient à peu près 833 grammes de l'eau à analyser, 132 grammes de bouillon de bœuf, 15 grammes d'eau phéniquée à 6 pour 100, 15 grammes d'eau peptonisée à 25 pour 100 et 5 grammes de suc de pomme de terre. Les flacons sont placés à l'étuve à 35 degrés. Dès qu'un trouble se manifeste dans la liqueur, une prise est faite, et ensemencée dans un tube contenant quelques centimètres cubes du bouillon n° 2. On agit de même pour un troisième, un quatrième, un cinquième tube, etc. Plus l'eau est impure et plus il faut multiplier les passages successifs; enfin on distribue dans des tubes de gélatine liquéfiée quelques gouttes du dernier bouillon troublé. Comme dans le procédé ordinaire des plaques, on fait plusieurs dilutions. La gélatine ensemencée, versée dans des cristallisoirs Petri, laisse se développer en 4 ou 5 jours des colonies qui prennent un développement d'autant plus caractéristique qu'elles sont plus clairsemées. On les examine à un faible grossissement et on recueille, pour les étudier, les colonies pouvant appartenir au bacille typhique ou au bacterium coli commune[1].

Ce procédé de M. Chantemesse, on le voit, réunit les avantages des procédés antérieurement employés, mais parfois insuffisants : méthode primitive de MM. Chantemesse et Widal, méthodes de MM. Thoinot, Loir, Holz, Straus, Péré. Il n'a guère qu'un inconvénient, c'est d'être trop compliqué et d'exiger un outillage spécial et des manipulations longues et minutieuses. Aussi, pour notre part, préférons-nous la méthode indiquée à la Société de biologie en 1890 par M. Vincent et suivie depuis lors au laboratoire de bactériologie du Val-de-Grâce, où elle a donné et continue à donner d'excellents résultats.

1. *Loc. cit.*, p. 735-737.

« On prépare des tubes de bouillon dans lesquels on verse une goutte d'une solution d'acide phénique à 5 pour 100 pour deux centimètres cubes de bouillon.

« Dans six de ces tubes on verse de 5 à 15 gouttes de l'eau à analyser ; on recouvre d'un capuchon de caoutchouc pour éviter l'évaporation, et on porte immédiatement à l'étuve ou au bain-marie à 42 degrés.

« Le plus souvent et si l'eau est pure, les bouillons restent indéfiniment clairs, malgré la grande quantité d'eau ensemencée. Dans le cas contraire, dès que le bouillon *commence* à louchir, ce qui se produit en moyenne de huit à douze heures après, on ensemence une goutte de chacun des tubes dans six nouveaux tubes de bouillon phéniqué qu'on porte également à 42 degrés. Assez souvent on a le bacille typhique pur dès le premier ou le deuxième passage : c'est pourquoi il est utile d'ensemencer une goutte des tubes de première et de deuxième culture dans du bouillon simple et sur agar, où l'organisme se présente alors avec ses caractères normaux.

« D'autres fois quelques saprophytes (*B. subtilis*, *B. de la pomme de terre* surtout) résistent et il est alors nécessaire de faire un troisième et même un quatrième passage dans le bouillon phéniqué avant d'ensemencer dans le bouillon simple....

« ... Il est important de noter que, examiné dans le bouillon phéniqué, le bacille typhique est à peu près immobile et a souvent la forme de diplobacilles très courts ou de diplocoques ; mais, ensemencé dans du bouillon normal, il y récupère tous ses caractères habituels[1]. »

1. Soc. de biol., 1er février 1890 (in *Bull. méd.*, 1890)

Pour déceler plus facilement le bacille d'Eberth dans une eau peu polluée, on peut, à l'exemple de M. Péré (*Ann. Inst. Past.*, 1891), augmenter notablement la quantité d'eau à analyser : ajouter à 150 centimètres cubes de bouillon peptonisé 20 centimètres cubes d'une solution phéniquée à 5 pour 100, stériliser et compléter la valeur d'un litre avec l'eau suspecte. On répartit en un certain nombre de vases, et on transplante dans des tubes de bouillon phéniqué, comme ci-dessus, dès qu'un trouble apparaît dans les cultures.

Pour compléter la démonstration et rendre le diagnostic certain, on ensemence sur les divers milieux de cultures habituellement usités, et l'on note en particulier l'aspect du développement sur les plaques de gélose fuchsinée.

S'il y a décoloration, on est bien en présence du bacille typhique ou du *bacterium coli commune*.

L'épreuve du bouillon lactosé ou de la gélose colorée au tournesol indiquera s'il s'agit de l'un ou l'autre de ces deux microbes. L'ensemencement sur plaques de gélatine colorée au tournesol donnera naissance à des colonies qui feront ou ne feront pas virer au rouge le milieu ambiant, suivant qu'elles appartiendront au B. coli ou au bacille d'Eberth.

Un examen superficiel pourrait faire confondre le bacille typhique avec d'autres micro-organismes qui possèdent avec lui quelques points de ressemblance. En particulier l'aspect brillant, nacré des colonies sur gélatine du bacille typhique est plus commun qu'on ne pourrait le croire. M. Macé (de Nancy) a trouvé dans l'eau une espèce de micrococcus non encore décrite, dont les colonies sur plaques de gélatine présentent précisément cet aspect. M. Straus a retiré d'un phlegmon de l'aine un microcoque qui forme sur gélatine des colonies identiques aux colonies du bacille d'Eberth.

Le *B. janthinus* de Zopf offre la même particularité ; seulement ces colonies, au bout de quelques jours, prennent une teinte violette caractéristique.

Les colonies du *B. subtilis* forment, à la surface des plaques, de petits îlots transparents, à reflets nacrés ; mais dès le troisième jour la gélatine se liquéfie et la colonie disparaît.

Le *B. fluorescens putidus*, qui ne liquéfie pas la gélatine, présente au début un aspect identique à celui du bacille typhique. Mais les colonies, au deuxième ou troisième jour, s'étendent beaucoup en largeur et acquièrent une coloration verdâtre qui les fait facilement reconnaître. De plus, les cultures sur gélatine, en tubes inclinés, forment un enduit épais et dégagent une odeur ammoniacale très prononcée.

Le *B. aquatilis sulcatus*, dont Weichselbaum a décrit plusieurs variétés sous les nos 1, 2, 3, 4 et 5, ne se cultive pas sur la pomme de terre.

Il faut savoir aussi qu'il existe bon nombre de micro-organismes qui ont été décrits par divers auteurs sous des noms différents et que l'on doit ranger aujourd'hui sous l'étiquette commune de *B. coli commune*. Tels sont le *B. neapolitanus* d'Emmerich, trouvé dans les organes des cholériques, le *B. pyogenes fœtidus* de Passet, rencontré dans un abcès de la marge de l'anus, probablement le *B. de la dysenterie* de Chantemesse et Widal, et la *bactérie pyogène* de l'infection urinaire (Clado-Albarran) définitivement identifiée avec le *B. coli* par Achard et Krogius.

Enfin M. Cassedebat a décrit toute une série de bacilles *pseudo-typhiques* que l'on pourrait confondre avec le bacille d'Eberth. Les méthodes que nous avons préconisées pour la recherche et le diagnostic de ce dernier ne sauraient faire tomber dans cette confusion ; s'ils possèdent l'un ou l'autre des caractères du bacille typhique, l'ensemencement sur les divers milieux montre que ces caractères sont pour la plupart très différents, et ils ne résistent pas à l'épreuve des milieux colorés ni à celle de la lactose.

V

Portes d'entrée. — Modes de propagation du bacille typhique.

Nous connaissons maintenant la cause première, l'agent producteur, le microbe de la fièvre typhoïde. Nous l'avons rencontré dans les organes des malades atteints de dothiénentérie, et uniquement chez ces malades ; nous avons vu qu'il était possible de l'isoler et de le cultiver en dehors de l'organisme, de déterminer chez les animaux, à l'aide de ces cultures, une maladie infectieuse qui, si elle n'a pas l'évolution régulière de la maladie humaine, n'en est pas moins caractérisée, surtout, par une multiplication du bacille au sein des tissus, et par des lésions qui se rapprochent sensiblement des lésions habituelles de la fièvre typhoïde. Constatation, culture, inoculation du microbe, voilà la triple épreuve que l'on réclame pour la démonstration du rôle pathogène des micro-organismes; or cette dernière partie était naguère encore en litige pour ce qui concerne le bacille typhique : nous nous sommes expliqué sur la validité de cette contestation. Personne n'exige la présence d'une pustule maligne pour admettre le bien-fondé des infections charbonneuses expérimentales et leur similitude de cause avec le charbon dit spontané ; on ne peut pas davantage exiger que le bacille typhique reproduise chez l'animal le tableau exact de la fièvre typhoïde humaine.

En possession désormais de ces données, nous avons à rechercher comment le bacille typhique pénètre l'organisme et par quel mécanisme il détermine l'ensemble des phénomènes morbides qui constitue la maladie. Sachant d'une part que l'urine et les matières fécales contiennent le microbe spécifique, nous aurons à suivre ce microbe, après sa sortie du corps humain, dans les divers milieux qui le reçoivent, le conservent et à l'aide desquels il se transmet ; nous verrons que les principaux facteurs de la propagation du virus sont en première ligne l'eau de boisson, puis le sol, l'air atmosphérique, les aliments, les vêtements, en un mot tout ce qui a pu être contaminé.

A. — Pénétration, envahissement de l'organisme.

Les portes d'entrée du bacille typhique peuvent être les téguments externes et le tissu cellulaire sous-cutané, le sang, les voies respiratoires, le tube digestif.

Nous n'avons pas de preuve à fournir de la pénétration du microbe par la peau ou le sang directement. Il n'y a rien d'impossible à ce que les choses puissent parfois se passer de la sorte, ainsi que cela se voit pour d'autres maladies infectieuses; mais l'observation médicale ne nous a encore rien appris sur ce point.

L'air inspiré peut amener le bacille dans les voies respiratoires; l'infection se produirait soit grâce à une érosion de la muqueuse des voies supérieures, soit par le passage du germe, à travers l'épithélium pulmonaire, dans la circulation sanguine ou lymphatique : l'anatomie pathologique ou l'expérimentation ne nous renseignent pas sur ce mode de pénétration ; mais on peut invoquer en sa faveur un certain nombre de faits épidémiologiques que nous retrouverons plus loin. Autrefois l'infection par l'appareil respiratoire était généralement et presque seule admise ; aujourd'hui l'on reconnaît que le plus souvent l'infection se fait par le tube digestif; l'on peut même objecter que dans beaucoup de cas de fièvre typhoïde attribués à la souillure de l'air, le germe apporté par ce dernier s'arrête aux voies respiratoires supérieures et est dégluti avec les aliments, la salive, etc.

Le rôle prépondérant de l'eau de boisson dans la genèse de la fièvre typhoïde porte à penser que la porte d'entrée habituelle du bacille typhique est dans le tube digestif, plus particulièrement dans l'intestin grêle. La lésion locale point de départ de l'infection siégerait dans les plaques de Peyer. Il est à remarquer toutefois que, quel qu'ait été, dans les inoculations faites aux animaux, le point où l'on ait déposé le bacille typhique (tissu cellulaire sous-cutané, sang, tube digestif), les expérimentateurs ont toujours pu rencontrer les plaques de Peyer ulcérées, tout au moins gonflées. Quoi qu'il en soit, on tend à admettre que le bacille typhique arrivé dans l'intestin pullule dans les plaques de Peyer et les follicules clos (on l'y trouve en grande abondance sur les coupes) et envahit le système lymphatique, ce qui est accusé par le gonflement des ganglions mésentériques et leur grande richesse en bacilles d'Eberth. Il est à supposer, car on sait que l'on trouve fort rarement le microbe dans le sang, que quittant le système lymphatique pour se déverser dans la circulation générale, ce bacille est aussitôt arrêté par les différents viscères, surtout par la rate où il se multiplie à l'aise. Nous savons qu'on l'a rencontré dans tous les organes, et nous pouvons conclure que la fièvre typhoïde est en grande partie le résultat d'un *processus d'infection*. Il est probable qu'à ce dernier vient se joindre, pour en compléter les effets, un *processus d'intoxication*, car nous savons aussi que le bacille d'Eberth sécrète des toxines fort actives; on peut légitimement leur rapporter bon nombre des symptômes de la fièvre typhoïde; mais on ne peut préciser davantage, l'expérimentation ne fournissant pas la preuve des explications qui ont été données de la pathogénie de la fièvre typhoïde par analogie avec ce qui se passe dans d'autres maladies infectieuses.

On est mieux renseigné sur les complications que sur l'évolution normale de la fièvre typhoïde; on sait bien par exemple que le bacille d'Eberth peut persister fort longtemps dans l'organisme, qu'il doit être accusé de certaines suppurations du cours ou du déclin de la fièvre typhoïde, suppurations osseuses, musculaires, glandulaires ou des séreuses.

Pour beaucoup d'autres points, il faut accepter les déductions que la pathologie générale a tirées de maladies mieux étudiées au point de vue expérimental, et que nous n'avons pas à rapporter ici. Nous avons d'ailleurs laissé entrevoir précédemment combien il restait d'inconnues dans l'étude du microbe et de ses toxines; la pathogénie s'en ressent et est presque tout entière à faire.

B. Du rôle de l'eau dans la transmission de la fièvre typhoïde.

Le bacille typhique peut-il vivre et se développer dans l'eau ? Il semblerait que la réponse à cette question soit des plus simples ; mais il faut compter, dans des expériences de laboratoire, avec des difficultés impossibles, jusqu'à un certain point, à lever. En effet, les eaux dont on étudie l'action sur les microbes ne sont pas de composition identique, tant au point de vue des matières organiques qu'elles tiennent en suspension qu'à celui des sels ou des gaz qu'elles dissolvent. De nombreux travaux ont montré combien peu de variations suffisent dans la constitution d'un milieu pour réaliser des différences sensibles dans le plus ou moins de développement d'une culture. Lorsque l'on ensemence des bactéries dans l'eau, on risque toujours d'emporter au bout de l'aiguille de platine suffisamment du milieu nutritif pour permettre aux microbes de résister et fausser les résultats. Meade Bolton n'a-t-il pas vu que le bacille typhique se contentait de 67 milligrammes, par litre, de matière organique d'un bouillon peptonisé alcalin, dont il fallait 400 milligrammes pour faire vivre les bacilles du choléra ? Les cadavres mêmes des microbes qui succombent, si la quantité de semence a été trop forte, peuvent suffire à augmenter la résistance de ceux qui ont survécu, par l'apport de matériaux organiques.

Malgré quelques contradictions qui s'expliquent par ce que nous venons de dire, les expériences instituées dans le but d'étudier la vitalité des germes dans l'eau sont très instructives et nous donnent des approximations suffisantes pour nous permettre de tirer quelques conclusions pratiques.

Bagenoff avait vu que le bacille d'Eberth conserve sa vitalité dans l'eau et peut même s'y reproduire.

Pour contrôler cette assertion, Meade Bolton[1] semait une culture pure de bacille typhique dans des échantillons préalablement stérilisés d'eau de source, de puits ou de rivière plus ou moins riches en matières organiques et inorganiques, et enfin d'eau distillée pure. Par des numérations faites à l'aide des cultures sur plaques, il est arrivé à ce résultat, qu'à la température de 20 degrés, le bacille typhique sans spores meurt au bout d'environ vingt jours dans les diverses eaux potables ou dans l'eau distillée ; muni de ses spores il a encore été retrouvé vivant au bout de trois semaines et d'un mois. L'auteur est amené à conclure que les microbes pathogènes, le bacille d'Eberth en particulier, ont des besoins nutritifs relativement grands, et qu'ils sont impuissants à longtemps résister, même dans des milieux riches en matières organiques. Il en résulterait que nous ne devrions pas trop nous préoccuper de la contamination de l'eau potable, celle-ci s'épurant assez rapidement, à moins toutefois que cette contamination s'effectue constamment.

Wolffhügel et Riedel[2] arrivaient de leur côté à peu près aux mêmes résultats. Des bacilles typhiques semés dans de l'eau de la Panke (eau de Berlin fort chargée de matières organiques) stérilisée, et dans quelques expériences additionnée d'une forte proportion d'eau distillée

1. *Zeitschrift für Hyg.*, I, 1886, p. 76.
2. *Arbeit. des kaiserl. Gesundheitsamtes.* Bd. I, 1886, p. 455.

(90 p. 100), se multipliaient abondamment à 16 degrés et au-dessus, et ne vivaient plus au bout de 21, 27 et 32 jours. Dans l'eau distillée ils décroissaient graduellement; le plus longtemps qu'ils aient résisté était 20 jours.

Kraus fit remarquer combien était éloignée des conditions naturelles cette eau stérilisée ou distillée et maintenue à une température de 16 ou 20 degrés. Il affirma que dans de l'eau très souillée, comme dans de l'eau pure, à la température moyenne de 10 degrés, le bacille typhique meurt au bout de 5 à 6 jours. Et même dans l'eau stérilisée, Hochstetter, en appliquant les méthodes employées par ses prédécesseurs, trouva, comme limites de la vie du bacille typhique, 5 à 12 jours dans l'eau de Seltz, 5 jours dans l'eau distillée, 7 jours dans l'eau de Berlin.

Toutes ces expériences sont passibles d'une même et grave objection. Lorsque l'on veut vérifier l'état d'une culture dans l'eau par la méthode des plaques, on ne prélève qu'une très faible quantité d'eau pour l'incorporer à la gélatine destinée à la confection de la plaque; et l'on ne fait pas une telle quantité de plaques que l'on puisse affirmer que des germes vivants n'aient été laissés dans la culture mère. L'ensemencement de la totalité de l'eau pourrait seul permettre d'affirmer la stérilité du flacon que l'on étudie.

C'est ce qu'ont précisément réalisé MM. Straus et Dubarry[1]. « Après avoir ensemencé les flacons d'eau stérilisée avec de très petites quantités de tel ou tel microbe, nous avons laissé séjourner ces flacons à une température et pendant un temps déterminés. Au bout de ce

1. *Arch. de méd. expériment.*, I, 1889, p. 5.

temps nous avons introduit dans le flacon 5 à 10 centimètres cubes de bouillon stérilisé. Grâce à cette addition, l'eau se trouvait transformée en un milieu de culture propice au développement de la plupart des microbes. Les flacons étaient ensuite portés à l'étuve à 20 ou à 35 degrés. De cette façon, ne restât-il dans le flacon d'eau qu'un seul microbe survivant et susceptible de multiplication, ce microbe avait de grandes chances d'être décelé et de donner naissance à une autre culture.... Nous avons employé dans nos expériences l'eau de l'Ourcq (prise dans les conduites de l'ancienne école de médecine et plus chargée encore de matières organiques que l'eau de Seine), l'eau de Vanne et l'eau distillée. Les deux premières espèces d'eau étaient employées tantôt telles qu'elles s'écoulent du robinet, tantôt après avoir été filtrées sur du papier pour les débarrasser des particules solides grossières qu'elles pouvaient contenir.

« L'eau distillée dont nous nous servions était distillée deux fois; les tubes ou flacons étaient rincés plusieurs fois à l'eau distillée bouillante, avant de servir. »

A l'aide de cette méthode, ces deux expérimentateurs ont pu voir que l'eau distillée ensemencée de bacilles typhiques ne s'est montrée stérile qu'au bout de 69 jours; l'eau de la Vanne au bout de 45 jours; l'eau de l'Ourcq après 81 jours seulement. Si donc le bacille typhique ne se développe pas dans l'eau stérilisée, du moins y conserve-t-il longtemps sa vitalité.

Mais la question est bien plus complexe et plus difficile encore à résoudre lorsqu'il s'agit d'eaux non stérilisées; on se trouve en présence d'un milieu non seulement de composition chimique variable, mais où foisonnent des bactéries diverses qui rendent les résultats expérimentaux tellement incomparables entre eux qu'il est impossible d'en tirer une conclusion ferme. Dans cet ordre d'idées, il résulterait des expérienees de Hueppe en particulier, que la concurrence vitale entre bactéries entrave le développement du bacille typhique. Les chiffres suivants donnent une idée de ce *struggle for life* :

	Bacilles typhiques.	Bactéries de l'eau.
A l'origine, il y a dans les ballons (1 litre d'eau) ensemencés de b. typhiques. . .	1 600	720
Après 1 jour.	760	12 000
— 5 jours.	95	160 000
— 10 jours.	90	240 000
— 20 jours.	70	700 000
— 30 jours.	70	50 000

Si l'expérience est continuée pendant un temps suffisant, on finit par ne plus trouver de microbes, ni bacilles typhiques, ni bactéries banales[1]. Il est à remarquer que le chiffre des bactéries typhiques reste quelque temps stationnaire alors que le nombre des bactéries banales décroît.

Il est une circonstance qui influe considérablement sur la contenance des eaux en bacilles typhiques, suivant que dans le réservoir qui les contient elles sont immobiles (citernes), peu mobiles (puits en communication avec la nappe souterraine) ou plus ou moins renouvelées et agitées par le courant d'une rivière : c'est la précipitation plus ou moins rapide des germes. Un ballon contenant

1. Peut-être pourrait-on trouver dans cette expérience l'explication de ce fait, raconté par divers missionnaires, que les Chinois, pour assainir l'eau de leurs marais et de leurs étangs et pouvoir l'utiliser comme boisson, la renferment dans des tonneaux et la laissent *pourrir* pendant des semaines, même des mois, avant de la faire servir à la consommation.

une légère couche de sable (Chantemesse et Widal) et rempli d'eau stérilisée est ensemencé de bacilles typhiques. Au bout d'un certain temps, deux mois environ, il ne semble plus qu'il y ait dans l'eau un germe vivant. On décante alors doucement et l'on remplace l'eau enlevée par de l'eau stérilisée; l'examen bactériologique, fait avant et après décantation, est négatif dans le premier cas, positif dans le second. Cette précipitation expérimentale des germes se réalise en grand dans les citernes et les puits à eau stagnante, et nous explique comment il peut se faire qu'un curage de tels réservoirs soit parfois le début d'une épidémie de fièvre typhoïde, alors qu'aucun trouble de la santé n'était antérieurement survenu, malgré l'usage de cette eau en boisson.

En possession de ces données, il est possible d'affirmer que le bacille typhique peut séjourner dans une eau quelconque; d'autre part les faits que nous venons de rapporter nous expliquent pourquoi les tentatives de recherche les mieux conduites peuvent échouer. On a dit que les analyses bactériologiques des eaux suspectes laissaient voir trop souvent le bacille typhique; au contraire, on peut affirmer qu'il échappe encore dans beaucoup de cas.

Dès que l'on fut fixé sur la nature de la cause de la fièvre typhoïde, on chercha à la déceler dans les milieux typhogènes, et l'on se heurta à des difficultés inhérentes à l'insuffisance des méthodes d'analyse. Gaffky, s'occupant des causes d'une épidémie qui régnait sur la garnison de Wittenberg, acquit la certitude qu'il y avait des infiltrations de la fosse d'aisances dans l'un des puits qui alimentaient la caserne, situé à 10 mètres de la fosse, et en aval par rapport à la direction de l'écoulement de la nappe souterraine. Or il y avait eu un typhoïsant à la caserne en mars et un autre en mai. Les soldats buvaient de l'eau du puits. L'épidémie éclata. C'était le moment de faire la preuve de l'accusation portée contre le puits en rapport avec la fosse d'aisances. Gaffky n'y manqua pas, mais il ne put trouver le bacille d'Eberth; des colonies liquéfiantes envahissaient ses plaques de gélatine bien avant qu'il pût observer avec certitude le développement d'une colonie typhique.

Le professeur Cramer échoua de même dans l'examen de l'eau de la Limmat, lors de l'épidémie de Zurich en 1884.

M. Rietsch ne fut pas plus heureux dans ses recherches sur l'eau de la *Font Marignane* à laquelle il attribuait l'épidémie du camp du Pas-des-Lanciers (1885). Même résultat négatif pour les investigations de Simmonds au sujet de l'épidémie qui sévit à Hambourg en 1885 et que l'on rapportait à la distribution municipale des eaux. Vers la même époque, M. Miquel examina plusieurs fois les eaux d'essangeage de lavoirs de la Seine; il ne trouva jamais le bacille typhique.

Toutes les recherches pourtant n'avaient pas été infructueuses; déjà en 1885, Mörs, chirurgien de cercle à Mülheim-sur-Rhin, annonçait avoir trouvé le bacille d'Eberth dans une eau fort sale, manifestement souillée par des déjections de typhoïsants; quelque temps après, Ivan Michael mettait en évidence, au laboratoire du professeur Johne, à Dresde, des bacilles typhiques dans une eau dont la pollution remontait à une époque assez éloignée.

En octobre 1886, MM. Dreyfus-Brisac et Widal obtenaient quelques colonies typhiques par l'ensemencement.

sur plaques de gélatine, de l'eau d'une borne-fontaine de Ménilmontant à laquelle s'était abreuvée une famille pauvre frappée ensuite de fièvre typhoïde.

Nous accorderons volontiers qu'il y a lieu de faire des réserves sur les résultats positifs que nous venons de rappeler ; ces examens ont été faits à l'aide d'une technique générale non encore appropriée à la recherche spéciale du bacille typhique, et à une époque où l'on ne soupçonnait pas une confusion possible de ce bacille avec d'autres bactéries, notamment le B. coli. Depuis, les méthodes se sont perfectionnées, et l'on ne compte plus les relations d'épidémies d'origine hydrique où l'on note la présence du bacille typhique dans l'eau incriminée. A MM. Roux et Rodet qui déclarent n'avoir jamais trouvé que le B. coli, on peut à juste raison opposer, pour ne citer que les bactériologistes parisiens, MM. Chantemesse et Widal, Vaillard et Vincent, Thoinot, G. Pouchet, et bien d'autres encore, qui, à côté du B. coli et souvent mélangé avec lui, ce qui n'a rien d'étonnant, ont su nettement reconnaître le B. typhique dans les eaux contaminées par les matières fécales.

Aux cas dans lesquels la preuve a pu être ainsi faite, on objecte fréquemment que la présence du bacille n'a pas été signalée avant l'éclosion de l'épidémie. C'est se montrer trop exigeant, dans l'état actuel des choses. Nous ne savons pas si l'on arrivera un jour à faire l'examen systématique et périodique des eaux potables pouvant être contaminées, telles que puits, rivières, sources mal captées; actuellement cela n'est pas possible et, du reste, pas nécessaire. En effet, la constatation du bacille d'Eberth dans une eau suspecte est un argument de premier ordre pour établir nettement la relation de cause à effet entre l'eau et l'épidémie. Mais les partisans de l'origine hydrique de l'épidémie de fièvre typhoïde n'ont pas attendu la découverte du bacille pour étayer leur opinion de faits bien établis.

A. Hirsch, dans son magistral *traité de géographie médicale*[1], admet l'origine hydrique des épidémies de fièvre typhoïde lorsqu'il y a éclosion soudaine de cas multipliés, exactement cantonnés à une certaine partie de la population buvant d'une certaine eau, la même pour tous; quand il est prouvé que l'eau prise en boisson a été effectivement souillée par les déjections de typhoïsants; lorsque, d'autre part, la population atteinte et la population restée saine sont soumises aux mêmes influences générales (climat, sol, hygiène générale), et qu'enfin l'épidémie cesse lorsque cesse l'usage de l'eau incriminée.

M. le professeur Arnould (*Dict. encyclop.*, art. FIÈVRE TYPHOÏDE) ajoute une autre condition, à savoir : que l'épidémie n'éclate pas trop longtemps après le moment où la souillure spécifique de l'eau s'est réalisée. Il fait remarquer en outre que, « si l'épidémie ne s'arrête pas malgré la fermeture de la source suspecte, on peut en induire que cette source n'avait pas la fâcheuse influence que l'on aurait cru. Si elle s'arrête, il est utile de considérer si elle n'a pas duré déjà assez longtemps pour avoir épuisé la réceptivité du groupe et être prête à finir d'elle-même. »

Dès 1823 on accuse l'eau de propager la fièvre typhoïde, et Dupré rapporte l'histoire d'épidémies qui n'ont pas à reconnaître d'autre cause. De temps à autre, depuis cette

1. *Handbuch der histor. geogr. Pathol.* 2° édit., Stuttgart, 1881.

époque, on fait des relations analogues qui ont été résumées dans un travail de M. l'inspecteur Arnould[1].

Parmi les mieux observées, il faut compter les épidémies de Catterham et de Red-Hill (1879) qui ont fait l'objet d'un remarquable rapport de Thorne au *Local government Board*. Dans l'espace de 15 jours, à Catterham 47 individus en 35 maisons, à Red-Hill 132 en 96 maisons, furent atteints. L'eau de boisson provenait soit de puits ou de citernes, soit d'une conduite commune aux deux villes. La conduite se distribuait à 419 maisons sur 558 de Catterham, à 924 sur 1700 de Red-Hill. L'enquête démontra qu'on n'avait pas observé de cas de fièvre typhoïde depuis de nombreuses années dans l'une ou l'autre de ces deux villes, que l'épidémie actuelle avait sévi avec une égale intensité sur les riches comme sur les pauvres, et qu'on devait la considérer comme indépendante des fosses d'aisances et des égouts, attendu que plusieurs systèmes de vidange ou d'égouts étaient mis en pratique et n'avaient eu aucune influence sur la répartition de l'épidémie. Par contre, 45 sur 47 des premiers malades de Catterham buvaient exclusivement de l'eau de la conduite, les deux autres ayant usé de cette dernière aussi bien que de celle de puits. A Red-Hill, 91 maisons sur 96 étaient uniquement desservies par la conduite générale, les 5 autres n'ayant reçu d'eau de cette origine que par intermittence. L'enquête du Dr Thorne montra en outre que, 14 jours avant le début de l'épidémie, un ouvrier, occupé à des travaux de terrassement exécutés au point d'origine de la conduite d'eau, étant atteint de fièvre typhoïde contractée en une ville où régnait la

[1] *Gazette médicale*, 1875.

maladie, en proie à une forte diarrhée, satisfaisait à ses besoins au fond de la tranchée qu'il était occupé à creuser, et ses déjections allaient directement contaminer l'eau de la conduite.

En Suisse, le petit village de Lausen, près de Bâle, n'avait pas connu la fièvre typhoïde depuis de fort longues années. En août 1882 sévit une épidémie qui dura jusqu'à la fin de novembre et qui fit 150 victimes sur 780 habitants répartis en 90 maisons. Toutes les maisons furent à peu près également atteintes, sauf six qui, ayant des fontaines privées, ne buvaient pas de l'eau de la fontaine publique.

Cette dernière prenait sa source dans une ancienne moraine qui sépare la vallée de Lausen de la vallée parallèle du Fürlerthal, et était amenée au village par une conduite en briques qui semblait la préserver de toute contamination.

Toutefois, une dizaine d'années auparavant, on avait constaté une communication entre la source de Lausen et un petit ruisseau du Fürlerthal; à côté de celui-ci un éboulement s'était produit, une excavation s'était creusée au fond de laquelle on voyait couler de l'eau. Cette eau provenait du ruisseau du Fürlerthal, qui s'écoula bientôt tout entier dans l'excavation; mais, une ou deux heures après, la source de Lausen, en ce moment presque à sec, devint de plus en plus abondante et resta telle jusqu'à ce qu'on eût rétabli le cours primitif de la rivière du Fürlerthal. Dès lors, chaque année, le ruisseau de Lausen augmenta de débit au moment où l'on arrosait les prairies attenantes à une ferme située tout près de l'endroit où s'était formée l'excavation.

Or, le 10 juin 1882, au retour d'un voyage, le propriétaire de cette ferme s'était alité, atteint de fièvre typhoïde; on vida les déjections du malade sur le fumier, on lava son linge au ruisseau, et cela au moment des irrigations. Trois semaines après, la fièvre typhoïde éclatait à Lausen.

L'historien de cette épidémie, le Dr Hœgler, de Bâle, voulut vérifier la communication directe des deux ruisseaux du Fürlerthal et de Lausen et démontrer plus amplement la propagation de la maladie par ce dernier. Il fit rouvrir l'excavation qui avait été comblée, et y conduisit la rivière de Fürlerthal; trois heures après, la source de Lausen avait doublé de débit. On jeta du sel dans le trou; l'eau de Lausen devint salée. On remplaça le sel par de la farine, mais l'eau de Lausen ne se troubla pas. Les pores à travers lesquels se faisait la communication n'étaient pas assez larges pour laisser passer les grains d'amidon, mais étaient insuffisants à retenir les germes de la fièvre typhoïde.

En 1882, à Auxerre, M. Dionis des Carrières observa une épidémie presque identique. Voici un résumé de sa communication à la *Société médicale des hôpitaux*.

L'épidémie d'Auxerre éclata dans les premiers jours de septembre et occasionna 30 décès dans le mois. En deux mois et demi, on releva 92 décès, ce qui représenterait pour Paris, relativement au chiffre de la population, 13000 décès dans le même temps. Il y eut 800 personnes atteintes. En étudiant la répartition de la maladie, M. Dionis vit que certains quartiers étaient absolument indemnes, tandis que d'autres, limités à l'ancienne enceinte, renfermaient presque tous les individus atteints; tout ce qui entoure la ville, faubourgs, asile d'aliénés, nouvelle caserne, semblait épargné par l'épidémie. Or ces deux derniers établissements, entre autres, ne reçoivent pas les eaux de la ville, mais sont alimentés par deux petites sources spéciales.

Ces faits attirèrent l'attention de M. Dionis sur la possibilité de l'origine hydrique de l'épidémie qu'il étudiait, avec d'autant plus de raison qu'on lui signala plusieurs cas de fièvre typhoïde ayant éclaté en août dans les villages voisins, notamment à Valan où se trouve le griffon de la source qui jusqu'au 1er septembre alimentait seule la ville d'Auxerre. Cette source sort de terre, sous une grotte, dans une cour commune, entourée de bâtiments de ferme, et au milieu de laquelle est entassé le fumier. Ce fumier est situé à 2 mètres environ de la source, qui est elle-même en contre-bas. Or, dans l'une des habitations qui bordent cette cour, habitait une jeune femme de vingt ans qui avait été atteinte au mois d'août d'une fièvre typhoïde grave; du 15 au 24 août, elle avait eu une diarrhée abondante, fournissant 8 à 10 selles par jour. Ces selles avaient été constamment déversées sur le fumier, dans la cour commune, à 2 mètres de la source. On pouvait donc légitimement penser qu'il s'était produit des infiltrations du fumier à la source, soit directement, soit par l'intermédiaire du sol, qui est un calcaire portlandien, fendillé, très perméable. Cette infiltration fut, du reste, démontrée par une expérience qui consista à verser sur le fumier où avaient été jetées les déjections de la malade, une solution de violet d'aniline. Au bout de quelques minutes, se teignait en violet l'eau d'une petite source immédiatement contiguë au griffon de la source principale.

La répartition de la fièvre typhoïde à Auxerre correspondait, du reste, très exactement à la distribution des eaux de Valan dans la ville. Ainsi, la nouvelle caserne, qui ne reçoit point ces eaux, a été épargnée, alors que l'ancienne, qui les reçoit, fournit un grand nombre de cas; entre cette nouvelle caserne et l'asile d'aliénés, qui, tous deux, tirent leur eau d'une source spéciale, se trouve la prison, qui est alimentée par la source de Valan : dans les deux premiers établissements, pas un seul typhoïdique; quatorze malades, au contraire, à la prison. Pas un seul cas dans divers faubourgs alimentés par l'eau de puits : cependant, dans un de ces faubourgs, une petite fille a été atteinte; mais elle venait chaque jour chez son père dans l'intérieur de la ville et avait bu de l'eau de Valan. Dans une maison proche de la demeure de M. Dionis, au milieu d'un quartier atteint, six familles se sont uniquement servies de l'eau d'un puits situé dans la cour; elles ont été épargnées. Un dernier fait très concluant : derrière la maison de M. Dionis s'élèvent deux couvents séparés par un mur peu élevé. Le premier paye à la ville une importante concession d'eau; il renferme 59 religieuses; 7 ont été atteintes, 1 a succombé. Le second est un orphelinat pauvre, auquel la municipalité a refusé la concession gratuite de l'eau de la ville, et qui est alimenté par un puits; dans cet établissement se trouvent 78 enfants et 14 religieuses : on n'a relevé qu'un seul cas de fièvre typhoïde, chez une petite fille sortie en permission et qui avait fait deux repas chez ses parents.

M. Arnould, dans l'important article du *Dictionnaire encyclopédique* que nous avons maintes fois cité, ne regarde pas comme probante l'épreuve du violet d'aniline, « qui ne prouve pas absolument, dit-il, que des bacilles typhoïdes eussent passé de même, qu'ils eussent gagné la source principale, ni même qu'il y ait eu des bacilles ». Il y a tout au moins de fortes présomptions pour que les choses se soient passées ainsi. Le même auteur fait encore remarquer que cette épidémie manque de plusieurs caractères propres aux épidémies d'origine hydrique ; elle n'eut pas en particulier d'*éclosion brusque* ; « elle avait, au contraire, commencé depuis plusieurs mois, avant même qu'un cas de fièvre typhoïde à Valan pût faire songer à l'infection de la source; elle n'eut pas davantage d'*extinction immédiate* par suppression de l'eau incriminée ; l'un des quartiers d'Auxerre, en effet, reçut de l'eau de l'Yonne au lieu d'eau de Valan dès le 7 septembre, c'est-à-dire encore au début de l'épidémie; il n'en continua pas moins à fournir des cas de fièvre typhoïde jusqu'au milieu de novembre ». Si la fièvre typhoïde régnait à Auxerre avant septembre, c'était discrètement; il n'en reste pas moins à expliquer l'exacerbation qui s'étendit de septembre à novembre.

L'arrivée de l'eau de l'Yonne dans *un* quartier ne supprima pas l'épidémie dans ce quartier; cela n'empêche pas l'observation de M. Dionis de rester vraie pour les autres quartiers; encore eût-il fallu voir ce que valait l'eau de l'Yonne substituée à l'eau de Valan. Malgré la haute et légitime autorité de M. Arnould, il nous paraît suffisamment démontré que l'épidémie d'Auxerre doit être attribuée à la souillure spécifique de l'eau de boisson par des déjections typhiques.

Sous l'impulsion de M. Brouardel et de ses élèves, la question de l'origine hydrique de la plupart des épidémies de fièvre typhoïde a fait de rapides progrès. Adoptée par l'école de Berlin, la *Trinkwasser-theorie* fait en France tous les jours de nouveaux adeptes; la bactériologie lui fournit son contingent de preuves, et les relations d'épidémies abondent. Ne pouvant même les énumérer toutes, nous nous contenterons d'en résumer quelques-unes prises au hasard parmi celles qui ont été récemment publiées.

L'épidémie de Pierrefonds (1886) est une des premières où l'investigation bactériologique put démontrer la présence du bacille typhique dans l'eau incriminée.

Elle sévit en août et septembre. Sur 23 personnes de Paris ou de Versailles venues habiter à Pierrefonds trois maisons contiguës sises rue du Bourg, 20 ont été atteintes de la fièvre typhoïde, 12 très gravement (sur lesquelles 4 ont succombé) et 8 plus légèrement.

La nappe d'eau qui alimente ces maisons passe, pour y arriver, au-dessous des fosses d'aisances ou longe leurs parois, et les puits d'où cette eau provient sont distants de 9 mètres et de 20 mètres d'une fosse commune à deux des maisons infectées, fosse non étanche, construite en moellons, non cimentée. Ils sont placés à $1^{m},70$ au-dessous de cette fosse : de là un mélange permanent de matières excrémentitielles avec l'eau servant à l'alimentation.

Une coutume locale augmente encore le danger : on conduit directement dans ces fosses perméables l'eau qui tombe sur les toitures; en sorte que, lorsque survient une pluie un peu abondante, l'eau envahit les fosses, délaie les matières et les entraîne dans les couches de terrains périphériques. Là, cette eau souillée rencontre les puits et sert de nouveau à l'alimentation.

De l'eau des diverses fontaines de Pierrefonds fut recueillie le 18 octobre, le 29 octobre et le 30 novembre.

Dans l'eau de la maison où il y a eu 4 morts de la fièvre typhoïde, et où la fontaine est située à 20 mètres et en contre-bas de la fosse la plus voisine, MM. Chantemesse et Widal ont trouvé des bacilles typhiques. Le 18 octobre, il y avait environ 25 000 bacilles par litre d'eau. Le 29 octobre, il y en avait un beaucoup moins grand nombre. L'eau recueillie le 30 novembre n'en contenait plus aucun.

L'eau du ruisseau de Berne dans lequel s'écoule la fontaine précédente à travers la couche de sable et pendant un trajet de 40 mètres contenait également quelques bacilles le 29 octobre. Dans aucun des autres puits de Pierrefonds on n'a pu découvrir de ces micro-organismes. L'eau de la maison où avait éclaté le dernier foyer de fièvre typhoïde contenait donc des bacilles typhiques un mois encore après l'explosion de la maladie. D'autre part, l'analyse *chimique* de l'eau de Pierrefonds, faite par M. G. Pouchet, a démontré son excellente qualité[1].

Autre exemple : Trouville et Deauville ne sont, on le sait, séparés que par la Touques : conditions climatériques, coutumes hygiéniques des habitants assez défectueuses, tout est commun à ces deux stations balnéaires, hors une chose : l'*eau d'alimentation*. Deauville a amené les eaux émergeant d'un coteau voisin; Trouville a les eaux de Saint-Pierre-d'Azif[2]. En août, septembre et octobre 1890 éclate à Trouville une épidémie de fièvre typhoïde; à Deauville aucun indigène n'est frappé; des quelques étrangers qui tombent malades, il n'en est pas un qui ne fît à Trouville des séjours quotidiens et prolongés. A la même époque on fit de grands travaux au port de Trouville; on leur attribua l'épidémie. Or c'est surtout sur le territoire de Deauville que se firent les

1. D'après la *Sem. méd.*, 15 décembre 1886.

2. Brouardel et Thoinot : Deux épidémies de fièvre typhoïde. *Ann. d'hyg. publ.*, 1891.

travaux, et à la caserne de la Douane, située en plein chantier, sur 84 habitants il n'y a pas eu un seul cas de fièvre typhoïde. L'enquête menée par MM. Brouardel et Thoinot a révélé ce qui suit. (Voir tracé n° 1.)

Le 15 juillet arrive à Trouville un soldat venant de Versailles, qui s'installe chez ses parents dans la partie haute de Trouville. Dix jours après, il s'alite atteint de fièvre typhoïde. Les déjections sont jetées dans une fosse que l'on n'avait jamais vidée. Les pluies à ce moment étaient abondantes, quotidiennes ; trois semaines après débute une épidémie qui atteint rapidement son acmé et disparaît aussi rapidement. Il y eut 90 malades, dont 8 morts. 83 habitaient Trouville (indigènes et passagers), 7 étaient venus contracter leur fièvre typhoïde à Trouville. Le tracé ci-joint (n° 1) montre la répartition chronologique des cas.

La maladie s'est disséminée sur toute la commune, affectant quelques groupements autour de puits ou de sources particulières.

A Trouville on boit deux sortes d'eau : l'eau municipale et l'eau de quelques puits particuliers. La première est recueillie à 12 kilomètres de Trouville, et arrive dans un réservoir dit la Chambre du Chêne, à 77 mètres d'altitude, d'où part la conduite. Cette dernière traverse en siphon la Touques et aboutit au réservoir d'Aguesseau (42 mètres d'altitude). Entre ces deux réservoirs, la conduite est mi-partie grès, mi-partie fonte, et possède des robinets *à air*, toujours ouverts, pour parer à un excès de pression. Une canalisation en fonte part enfin du réservoir d'Aguesseau pour se distribuer à 23 bornes-fontaines et à quelques concessions particulières. En temps normal, la quantité d'eau par tête d'habitant est de

SEMAINES.

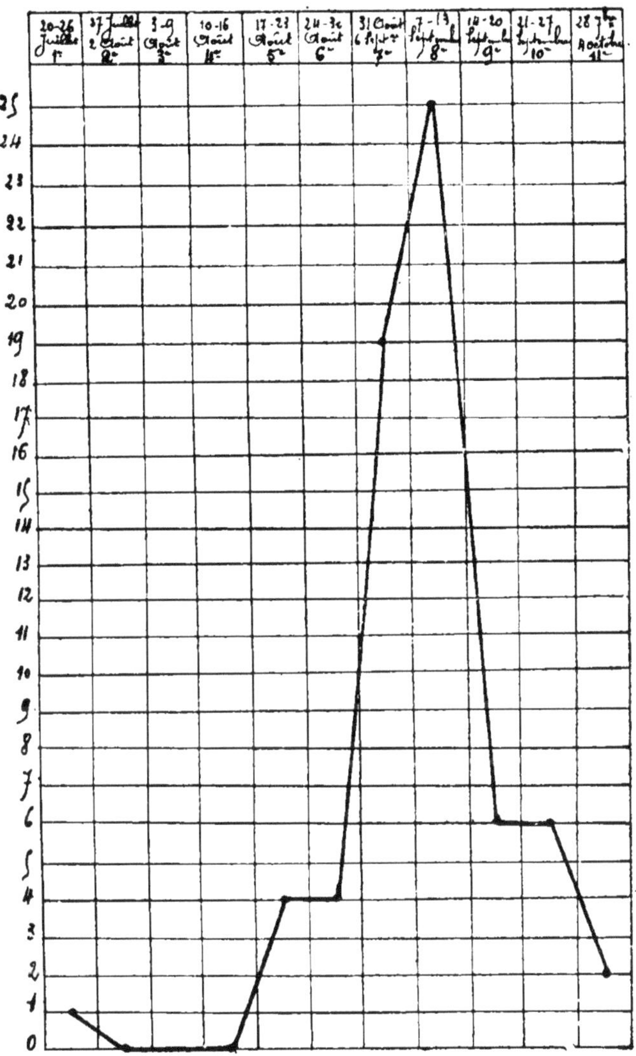

Tracé n° 1.

Épidémie de fièvre typhoïde à Trouville.

120 litres par jour ; mais dans la « saison » elle s'abaisse jusqu'à 30 litres.

Les puits et les sources particulières proviennent de nappes d'eau différentes (deux principales) situées à diverses altitudes dans le coteau sur lequel s'étage Trouville, mais en tous cas très faciles à contaminer. Certains de ces puits ont été le noyau de foyers évidents de fièvre typhoïde, mais l'épidémie a frappé également des groupes qui ne faisaient usage que de l'eau municipale.

Les cas provenant de l'usage de l'eau des puits s'expliquent aisément par le fait que les déjections du premier malade ont été diluées, grâce aux pluies abondantes qui régnaient alors, ont facilement pénétré le sol perméable du coteau de Trouville et ont contaminé l'eau des puits.

Il faudrait admettre qu'un certain nombre de conduites municipales ont été souillées dans le sous-sol de Trouville. MM. Brouardel et Thoinot reconnaissent qu'il n'est pas possible d'admettre la souillure de l'eau depuis Saint-Pierre-d'Azif jusqu'au réservoir d'Aguesseau. Quant à la dernière partie de la canalisation, il semblerait que, le réservoir d'Aguesseau étant au-dessus de la ville, à 42 mètres d'altitude, l'eau dût circuler, dans les conduites. sous pression, et cela d'une manière permanente. Dans ces conditions, une contamination sur le parcours de la canalisation serait impossible, d'autant plus que les conduites sont en fonte et paraissent étanches.

Or, « dans la nuit pluvieuse du 10 au 11 novembre, nous avons fait interrompre la communication entre le réservoir d'Aguesseau et la canalisation qu'il commande ; puis, rapidement, faisant ouvrir toutes les bouches d'arrosage, nous avons fait vider entièrement la totalité de la canalisation. A minuit il ne restait plus une goutte d'eau dans les tuyaux.... Choisissant alors trois bornes-fontaines, nous les avons fait fermer. Au matin, à six heures, la communication au réservoir d'Aguesseau était rouverte, la canalisation a été remise en charge après six heures de vacuité. Nous avons prélevé aux trois bornes-fontaines susdites la première eau qui s'est présentée. L'analyse chimique et biologique faite par M. Pouchet a montré que la canalisation, au moins celle qui aboutit aux points choisis, n'était pas absolument étanche, et avait joué le rôle de drain vis-à-vis du sol. Le bacille d'Eberth put être décelé dans l'eau prise aux trois bornes-fontaines ; il manquait dans l'eau du réservoir d'Aguesseau. »

L'épidémie de Villerville, relatée par les mêmes auteurs, n'est pas un exemple moins remarquable du rôle important de l'eau dans la propagation de la fièvre typhoïde (tracé n° 2). Petit bourg d'un millier d'habitants environ (la saison des bains de mer double ce chiffre), Villerville possède deux espèces d'eau : de l'eau de source bien captée qui alimente une partie des fontaines publiques, et de l'eau d'étang qui dessert deux fontaines et la partie du bourg où s'élèvent les chalets que l'on loue aux étrangers. Dans son trajet, la canalisation de l'eau d'étang, avant toute distribution, reçoit l'embouchure d'un caniveau qui a collecté le long de la route de Trouville à Honfleur les eaux ménagères du bourg.

Le 4 août 1890, arrive du Havre, en pleine évolution de fièvre typhoïde, un malade dont les déjections sont jetées au caniveau et viennent se mêler aussitôt à l'eau de l'étang. Huit jours après, un premier cas éclate; le dixième jour, un second; au onzième, deux nouveaux, etc. :

au total 22 cas. Six nouveaux cas se déclarent du 15 septembre au commencement d'octobre.

L'épidémie se répartit en deux zones bien nettes, bien distinctes, aux deux extrémités de la commune, mais toutes deux recevant l'eau de l'étang souillée par les matières fécales du premier malade. Elle frappe surtout la partie du bourg où sont situés les chalets de location ; elle est moins forte dans la zone où se trouvent deux fontaines publiques non destinées à l'alimentation, mais au service de la voirie. Mieux encore, ce sont surtout les domestiques des maisons louées (on a appelé cette épidémie : une *épidémie de bonnes*) qui sont atteintes, les maîtres faisant presque exclusivement usage des eaux minérales.

. L'examen biologique pratiqué par M. Pouchet confirma les déductions de MM. Brouardel et Thoinot. L'eau de source était plus ou moins chargée de bactéries, suivant le lieu de son émergence, mais ne contenait rien de suspect. L'eau de l'étang, au contraire, analysée en un point quelconque de la distribution, se montra très riche en bactéries diverses, parmi lesquelles on décela le bacille d'Eberth.

Les épidémies d'origine hydrique sont aujourd'hui très bien connues ; elles présentent les caractères d'évolution souhaités par Hirsch, et à cet égard les tracés que nous avons reproduits sont typiques. C'est surtout dans les milieux où la fièvre typhoïde ne régnait pas antérieurement que se peuvent bien étudier les conditions de la propagation par l'eau. Dans les villes où la maladie existe à l'état endémique, la démonstration est plus difficile à faire ; mais, éclairé par les faits simples dont nous avons rapporté des exemples, le médecin peut arriver à établir le rôle de l'eau, tout au moins dans les recrudescences subites de la maladie.

C'est ainsi qu'à Cherbourg la fièvre typhoïde existe à l'état permanent, subissant de temps à autre des recrudescences variables. Elle y frappe avec une égale violence la population civile et l'armée de mer, et laisse presque

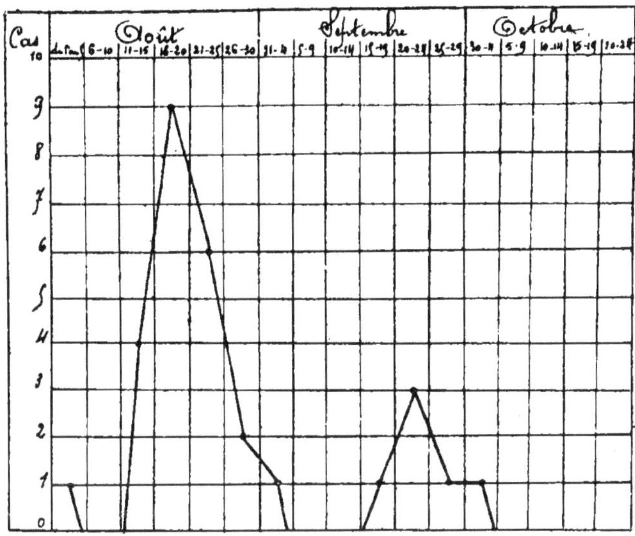

Tracé n° 2.
Épidémie de Villerville.

indemne l'armée de terre. Cette répartition, en apparence bizarre, a été bien étudiée par les médecins de l'armée de terre et de mer, notamment par MM. Solland, Dardignac et Collignon, qui l'ont rattachée à la pollution de l'eau de boisson. En effet une partie de cette eau est fournie par la Divette, rivière qui coule dans une vallée étroite à pentes raides et qui arrive à Cherbourg après avoir recueilli les immondices des pays en amont de la ville. Les champs qui se déroulent sur les collines dont est encaissée la rivière sont engraissés non seulement par les fumiers, mais aussi par les vidanges que l'on répand telles qu'on les extrait des fosses d'aisances. Il en résulte qu'à la moindre pluie, il se forme de petits ruisseaux qui se jettent dans la Divette en entraînant les produits excrémentitiels qui ont servi d'engrais. C'est dans de telles conditions que M. le professeur Vaillard a pu retrouver le bacille typhique dans l'eau de la Divette lors d'une recrudescence épidémique (1889).

Or la Divette alimente la population civile, toutes les troupes de la marine, sauf une minime fraction; les troupes de terre, presque en totalité, boivent de l'eau de source. L'absence de statistique convenable ne permet pas d'apprécier exactement les pertes des civils par fièvre typhoïde; pour 10000 hommes des troupes de la marine, il y a 64 décès; l'armée de terre est touchée dans la proportion de 27 pour 10000. La différence est des plus sensibles, mais ce dernier chiffre, que l'on peut encore considérer comme élevé, s'explique aisément par la consommation d'eau polluée que les soldats font en ville et par l'intermittence avec laquelle l'eau de source leur est distribuée. Ainsi au fort de Querqueville on boit de l'eau de citerne considérée *a priori* comme propre, étant donnés les soins avec lesquels on la recueille; on y a constaté néanmoins des poussées de fièvre typhoïde qui sont restées inexplicables, jusqu'à ce que l'on eût appris par hasard que, l'eau manquant dans la citerne, on y avait suppléé par de l'eau de la Divette qu'apportait au fort le bateau-citerne de la marine; les poussées épidémiques avaient éclaté une dizaine de jours après l'introduction de cette eau dans le fort.

Dans les milieux militaires de Paris, on a relevé la même influence de l'eau de boisson sur la répartition de la fièvre typhoïde. Voici le tableau dans lequel M. le médecin principal Nogier a résumé la marche de l'épidémie de 1882 dans le corps des sapeurs-pompiers.

GROUPES.	EAUX.	CASERNES.	EFFECTIFS MOYENS.	CAS DE F. TYPHOÏDE Réels.	CAS DE F. TYPHOÏDE p.100 h.
1	Marne non filtrée. .	Château-Landon. .	150	27	17
2	Seine filtrée. . . .	Blanche.	168	14	8
		Trocadéro.	136	7	5
		Charenton.	122	4	3
3	Marne filtrée.. . .	Ménilmontant. . .	132	10	7
4	Ourcq filtrée.. . .	Poissy.	165	13	7
		Vieux-Colombier. .	176	20	11
		Sévigné.	159	17	10
		Château-d'Eau. . .	135	17	12
5	Vanne..	J.-J. Rousseau. . .	136	1	0.7
		Grenelle..	153	3	2
		Totaux. . .	1.612	133	

Ces résultats amenèrent l'introduction d'eau de source dans les casernes ; une amélioration dans l'état sanitaire s'ensuivit, comme le montre le tableau suivant (page 126) de M. le médecin principal Régnier, relatif à l'épidémie de 1885.

Les améliorations dues au remplacement de l'eau de rivière par l'eau de source sont manifestes ; mais ces bons résultats étaient seulement réels pour les troupes spéciales que la Ville entretient (garde républicaine et sapeurs-pompiers) ; elles seules recevaient de l'eau de source à l'intérieur des casernements ; l'administration des eaux se contenta d'installer des bornes-fontaines d'eau de source à l'*extérieur* des autres casernes. Depuis 1888 cet état de choses a changé grâce aux efforts soutenus de l'administration supérieure de la guerre, plus spécialement de M. le médecin-inspecteur général L. Colin

GROUPES.	PROVENANCE DES EAUX.	CASERNES.	EFFECTIFS MOYENS.	CAS DE F. TYPHOIDE Réels.	p.100 h.
I	Eau de Seine filtrée	Blanche.	167	12	7
		Charenton.	129	10	7
II	Eau de la Dhuis. .	Château-Landon. .	138	5	3
		Ménilmontant. . .	144	1	0.6
III	Eau de la Vanne. .	Trocadéro.	131	3	2
		Poissy.	177	5	2
		Vieux-Colombier. .	147	0	0
		Sévigné.	176	6	3
		Château-d'Eau. . .	149	5	3
		J.-J. Rousseau. . .	147	3	2
		Grenelle.	148	5	2
		Totaux. . .	1.654	54	

et de M. le médecin-inspecteur Dujardin-Beaumetz, directeur du service de santé. Résultat : 535 fièvres typhoïdes en 1888, 531 en 1889, au lieu de 1 245 en 1886 et de 1 296 en 1887. L'amélioration pour 1889 eût été beaucoup plus sensible, si la substitution de l'eau de Seine n'avait pas eu lieu dans le deuxième semestre de cette année, pendant lequel elle détermina 343 cas de dothiénentérie.

Les mesures prises à Paris ont été étendues à beaucoup de garnisons de province. Voici par exemple le résumé de la morbidité de quatre années; nous l'empruntons à M. le médecin-major Schneider qui a publié sur cette question une série de mémoires des plus intéressants (*Soc. d'hyg. publique*), que nous ne pouvons malheureusement tous citer :

7 771 cas pour 1886
5 991 — 1887
4 883 — 1888
4 412 — 1889

La mortalité correspondante a été de :

964 décès en 1886
763 — 1887
801 — 1888
641 — 1889

Les rapports officiels du ministre de la guerre au Président de la République consacrent l'excellence de la substitution des eaux de source aux eaux de rivières comme moyen prophylactique de la fièvre typhoïde.

Les chiffres que nous recueillons dans l'un d'eux (*Journal officiel*, 15 février 1891) sont démonstratifs.

RÉSULTATS CONSTATÉS DANS L'ENSEMBLE DE L'ARMÉE FRANÇAISE

DÉSIGNATION.	MOYENNE des ANNÉES 1886 et 1887.	ANNÉES		DIMINUTION		PROPORTION 0/0 EN MOINS	
		1889	1890	1889	1890	1889	1890
Nombre de cas de fièvre typhoïde	6 881	4 412	3 491	2 469	3 390	36	49
Nombre de décès par fièvre typhoïde.	864	641	572	229	292	25	34

RÉSULTATS CONSTATÉS DANS LE GOUVERNEMENT DE PARIS

DÉSIGNATION.	MOYENNE des ANNÉES 1886 et 1887.	ANNÉES		DIMINUTION		PROPORTION 0/0 EN MOINS	
		1889	1890	1889	1890	1889	1890
Nombre de cas de fièvre typhoïde.. . . .	1 270	531	309	739	961	58	75
Nombre de décès par fièvre typhoïde.. . . .	136	82	52	54	84	40	62

Dans la population civile de Paris il est difficile de suivre pas à pas la propagation du contage typhique par l'eau de boisson ; il est cependant des recrudescences de l'endémo-épidémie qui ont la valeur d'expériences de laboratoire. Dans sa conférence au Congrès de Vienne (1887), M. Brouardel en a rapporté des exemples. En 1886, on remplace l'eau de source par l'eau de rivière vers le 20 juillet. Pendant la semaine du 18 au 24 il entrait dans les hôpitaux 40 personnes atteintes de fièvre typhoïde : du 1er au 7 août il en entre 150. On cesse la distribution le 7 août : du 15 au 21 août, le chiffre des entrées s'abaisse à 80.

En 1887, le 27 janvier, on distribue de l'eau de Seine et de l'Ourcq, à la suite d'une rupture de conduite : du 13 au 19 février, les hôpitaux reçoivent 95 typhiques, au lieu de 20. Le 12 juin la distribution d'eau de rivière recommence et continue en juillet et en août : les entrées, en quelques jours, montent de 30 à 165.

L'année 1888 a été pluvieuse. On n'a pas eu besoin de distribution supplémentaire. La fièvre typhoïde a été fort rare.

Pour 1889, voici les chiffres fournis par le *Bulletin hebdomadaire de statistique municipale* sur les entrées dans les hôpitaux pour fièvre typhoïde :

7 avril au 13 avril	22 entrées.
14 — 20 —	12 —
21 — 27 —	15 —
28 — 4 mai	26 —
5 mai au 11 —	47 —
12 — 18 —	33 —
19 — 25 —	33 —

Le 25 mai, substitution de l'eau de Seine à l'eau de source :

26 mai au 1er juin	18 entrées.
2 juin au 8 —	26 —
9 — 14 —	34 —
16 — 22 —	39 —
23 — 29 —	48 —
30 — 6 juillet	43 —
7 juillet au 13 —	73 —
14 — 20 —	53 —
21 — 27 —	127 —
28 — 3 août	100 —
4 août au 10 —	120 —
11 — 17 —	129 —
18 — 24 —	73 —

A la suite d'une rupture de conduite, l'eau de Seine fut substituée à l'eau de la Vanne dans toute la ville, du 31 octobre au 5 novembre.

27 octobre au 2 novembre	36 entrées.
3 novembre au 9 —	95 —
10 — 16 —	77 —
24 — 30 —	185 —
1er décembre au 7 décembre	189 —

Donnerons-nous un autre exemple de l'influence de l'eau potable sur le développement et la propagation de la fièvre typhoïde dans les grands centres ? Nous citerons celui de la ville de Vienne rapporté par M. Mosny (*Rev.*

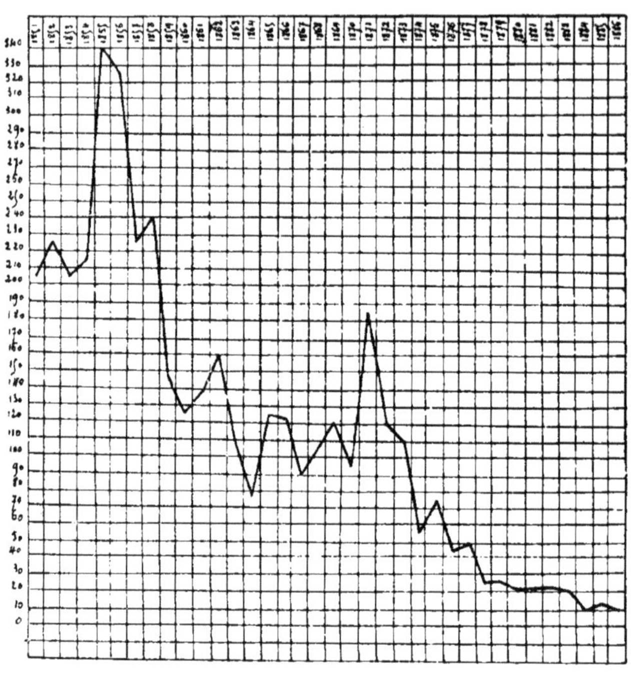

Tracé n° 3.

Nombre pour 10 000 habitants des décès par fièvre typhoïde à Vienne, de 1851 à 1886.

d'hyg., 1888), d'après les renseignements que lui ont fournis les professeurs Drasche et Gruber. Les tracés ci-joints vont nous permettre d'étudier, sans entrer dans trop de détails, la marche de la fièvre typhoïde à Vienne. — De 1851 à 1874 la maladie reste fréquente quoiqu'elle aille en décroissant : cette diminution doit être rapportée aux travaux d'assainissement et d'hygiène géné-

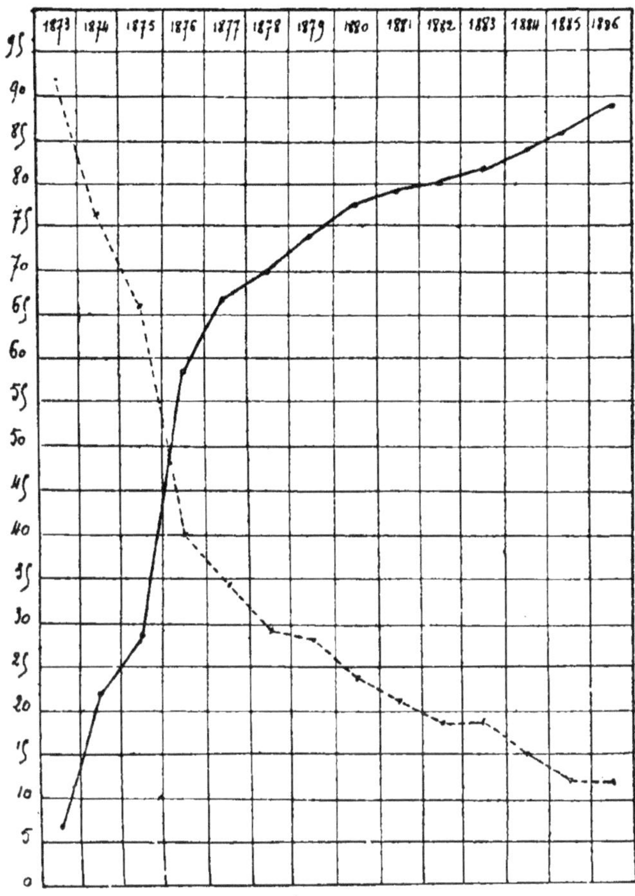

Tracé n° 4.

Pourcentage des maisons pourvues d'eau de source et non pourvues de cette eau à Vienne, de 1873 à 1886.

——— Nombre pour cent des maisons pourvues d'eau de source.

- - - - - - Nombre pour cent des maisons non pourvues d'eau de source.

rale que l'on a effectués; une épidémie intervient en 1871, on en ignore l'origine. (Voir tracé n° 3.)

En 1874, on pourvut d'eau de source toute la ville, qui ne s'alimentait que d'eau de puits ou du Danube : la

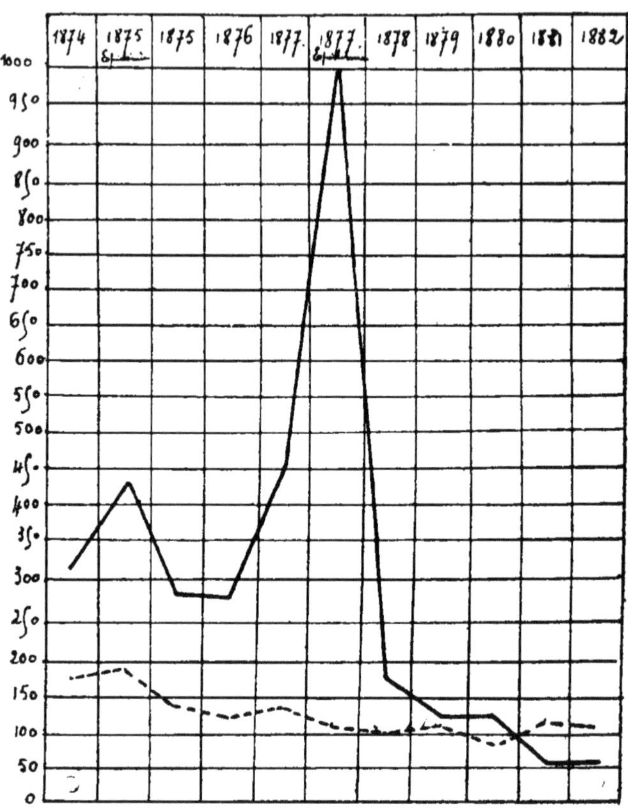

Tracé n° 5.

Comparaison de la mortalité par fièvre typhoïde à Vienne, dans les maisons pourvues et non pourvues d'eau de source, de 1874 à 1882.

|——| Maisons non pourvues d'eau de source.
- - - - - - Maisons pourvues d'eau de source.

courbe baisse assez brusquement et continue à aller en décroissant. On voit sur le tracé n° 4 que parallèlement à cette diminution de la fièvre typhoïde s'effectue la substitution d'eau de source. On peut se convaincre, par

L'ÉPIDÉMIE DE FIÈVRE TYPHOÏDE DE 1877 A VIENNE.

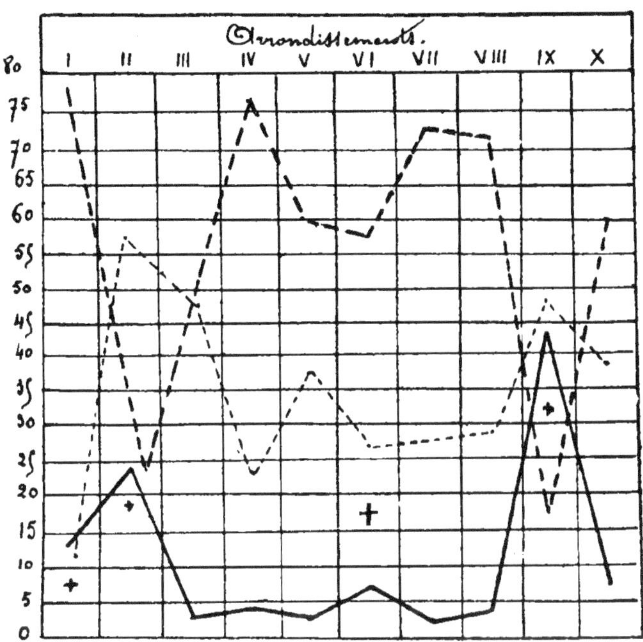

Tracé n° 6.

|———| Nombre pour 10 000 habitants des malades atteints de fièvre typhoïde dans chaque arrondissement. (T. VI du Pr Drasche.)

- - - - - - Nombre pour 100 des maisons pourvues d'eau de source pure. (T. IV et V du Pr Drasche.)

.... Nombre pour 100 des maisons pourvues d'eau de puits. (T. IV du Pr Drasche.)

+ Nombre pour 100 des maisons qui, habituellement pourvues d'eau de source, ont reçu l'eau du Danube, dans les Ier, IIe, VIe et IXe arrondissements. (T. IV du Pr Drasche.)

un coup d'œil jeté sur le tracé n° 5, que ce sont les maisons non pourvues d'eau de source qui fournissent la plus forte portion de décès. On peut déjà se rendre compte que l'ascension brusque de la courbe des décès pour l'année 1877 porte uniquement sur les maisons dépourvues d'eau de source.

Cette épidémie de 1877, résumée dans le tracé n° 6, éclata au mois de mars. Par suite des rigueurs de l'hiver, l'eau de source se congela et vint à manquer. On lui substitua, à partir du 10 février 1877, l'eau du Danube, mais partiellement (Ier, IIe, VIe et IXe arrondissements). Voici le chiffre des décès par mois :

Janvier	16	Juillet.	25
Février	19	Août..	21
Mars..	102	Septembre. . .	20
Avril..	46	Octobre. . . .	11
Mai.	33	Novembre. . .	13
Juin..	23	Décembre. . .	18

Le tracé n° 6 et le tableau ci-dessus peuvent se résumer dans les propositions suivantes :

Dans chaque arrondissement, le sommet de la courbe de la mortalité s'oppose presque exactement à la courbe du pourcentage des maisons pourvues d'eau de source pure : autrement dit, le nombre des décès est en raison inverse du nombre des maisons pourvues de cette même eau.

Les IIe et IXe arrondissements, où la courbe de la mortalité s'élève le plus haut, sont aussi ceux qui possèdent le moins d'eau de source pure, le plus d'eau de puits, et surtout le plus d'eau du Danube.

Si les Ier et VIe arrondissements, qui ont aussi reçu de l'eau du Danube, ont été beaucoup moins frappés que les IIe et IXe, cela tient à ce qu'ils ont reçu de cette eau une quantité bien moindre, et qu'en outre ils possédaient relativement beaucoup d'eau de source et avaient peu d'eau de puits.

Dans les six arrondissements qui n'ont pas reçu d'eau du Danube, la mortalité est très peu élevée, et le taux en est à peu près égal dans chacun de ces arrondissements.

Il n'y a pas lieu de multiplier les faits ; nous avons choisi au hasard, parmi de nombreuses relations d'épidémies, celles que nous avons rapportées. Le rôle de l'eau dans la propagation de la fièvre typhoïde est immense ; 90 fois sur 100, disait M. Brouardel, les épidémies sont d'origine hydrique. On a critiqué la proposition, on a dit qu'en la renversant on se rapprocherait davantage de la réalité. Il n'est pas nécessaire de défendre le chiffre que M. Brouardel n'a indiqué que pour mieux préciser sa pensée, car on n'a pas dressé le bilan exact des épidémies d'origines diverses, et le chiffre ne traduit ici que l'impression générale qui résulte de l'étude des faits. Ce n'est pas en s'adressant directement à la fièvre typhoïde des capitales qu'on en a résolu l'origine ; les conditions sont trop complexes, causes premières et causes secondes se mêlent trop intimement, la filiation des cas est trop difficile à établir, pour que l'on puisse du premier coup mettre le doigt sur la vérité. C'est au contraire l'étude des épidémies de maison, de village, de petites villes, éclatant brusquement, qui a permis de mettre en lumière le facteur si important qui est l'eau, et d'étudier avec fruit les conditions dans lesquelles se présentent les endémo-épidémies des grandes villes.

C. — Les aliments et la fièvre typhoïde.

Les aliments peuvent être souillés par le bacille typhique, le porter dans le tube digestif et causer la fièvre typhoïde. Il est possible que le cas se présente, mais on n'en a pas la preuve certaine. La préparation des aliments en général comporte un certain nombre de manipulations qui enlèvent, dans l'immense majorité des cas, toute leur nocuité aux bacilles d'Eberth. De l'eau souillée que l'on emploierait pour la fabrication du pain, par exemple, ne semble pas devoir, *a priori*, entraîner de fâcheuses conséquences. Bien que des expériences précises manquent sur ce point, on est en droit de penser que le bacille typhique ne résisterait pas à la cuisson de la pâte qui le contiendrait, la température de la portion la plus centrale du pâton se maintenant pendant plusieurs heures aux environs de 60 degrés.

On a donné le nom de fièvre typhoïde à des accidents qui se sont maintes fois reproduits à la suite de l'ingestion de viandes suspectes. Mais, au témoignage même des auteurs qui ont relaté de tels faits, le diagnostic est hésitant, et il est plus probable qu'il s'est agi dans ces cas d'intoxications putrides plutôt que de véritables fièvres typhoïdes. La difficulté s'est accrue, dans certaines circonstances, de l'adjonction, à la maladie première, de la dothiénentérie. L'intoxication par les viandes altérées, ou même infectées de parasites supérieurs, tels que la trichine, présente avec la fièvre typhoïde certaines analogies qui ont maintes fois prêté à confusion. L'attention étant aujourd'hui attirée sur ces faits, l'avenir pourra peut-être nous donner des renseignements certains sur les épidémies soi-disant typhiques d'origine alimentaire.

Il n'en est pas de même des cas dans lesquels un aliment contaminé par une eau chargée de bacilles typhiques a été consommé sans subir de préparation culinaire stérilisante; tel, le lait, qui, en Angleterre surtout, a souvent été incriminé à l'origine d'épidémies de fièvre typhoïde. Le lait est un excellent milieu de culture pour le bacille d'Eberth; on l'a souvent ensemencé soit en le mouillant frauduleusement avec de l'eau impure, soit même en lavant avec cette même eau les vases qui doivent le contenir. Les livres de Budd et de Murchison renferment de nombreux exemples de ce mode de propagation de la fièvre typhoïde; on a pu en ajouter, depuis, un bon nombre avec preuve bactériologique.

M. H. Gueneau de Mussy relate[1] un exemple de ce genre, qui eut un grand retentissement en Angleterre. Le 22 juillet 1873, Murchison met au lit trois de ses enfants atteints de fièvre typhoïde. Le 25, les deux aînés et le plus jeune des enfants furent envoyés à la campagne; mais, le 31, deux autres des enfants prirent la fièvre, puis un autre encore. On crut tout d'abord à une contagion venue de l'extérieur, la maison étant pourvue d'une organisation sanitaire parfaite; on ne soupçonna pas immédiatement le lait, parce que les plus jeunes enfants qui, naturellement, en faisaient la plus grande consommation, ne furent pas les premiers atteints. Toutefois, en examinant de près, on reconnut que le lait, bien que provenant de la même compagnie, avait deux origines différentes : celui de la *nursery* arrivait dans des boîtes de fer-blanc

1. Notes du *Traité* de Murchison, p. 62.

cacheté et servait aussi au plus jeune enfant. Lors du départ du bébé, on renonça au lait cacheté, et les deux enfants furent mis au régime du lait ordinaire. C'est six jours après qu'ils tombèrent malades, et que les soupçons de Murchison à l'égard du lait furent éveillés. Il alla aux informations, et apprit, le 4 août, que la fièvre existait ce jour-là dans dix maisons qui recevaient le lait de la même compagnie, et, le 16 août, il fut reconnu que soixante maisons étaient infectées, donnant un total de plus de 200 malades, répartis dans trois paroisses, et appartenant presque tous à la classe aisée. Il n'y avait en ce moment que trois cas de fièvre typhoïde à l'Hôpital des fiévreux, dont deux chez des sujets qui avaient bu le lait suspect. L'immense majorité des cas de fièvre typhoïde observés dans ces trois paroisses provenait de la même source, et quelques-uns avec des circonstances qui démontraient leur origine avec la plus saisissante évidence. Ainsi une petite fille fut prise de la fièvre dans une maison de Manchester-Square, où on ne recevait pas le lait de la compagnie suspecte; mais, une semaine auparavant, elle avait passé deux jours dans une famille qui s'approvisionnait à cette compagnie, et y avait bu chaque jour deux verres et demi de lait. Dans la famille où elle retourna, il n'y eut pas d'autre malade qu'elle; celle où elle avait passé deux jours partit pour le Derbyshire, laissant un domestique à Londres. Dans la semaine suivante, à la campagne, le fils de la maison et quatre domestiques, et, à la ville, celui qui y avait été laissé, furent atteints.... Les différentes fermes où la compagnie suspecte recueillait le lait étaient au nombre de huit; dans sept, les conditions hygiéniques étaient à peu près irréprochables; dans la huitième, il fut avéré que les déjections de deux malades atteints de fièvre et de diarrhée avaient un accès facile à l'intérieur d'un puits où l'on prenait l'eau employée à laver les vases qui recevaient le lait.

Ce n'est pas seulement avec l'eau que le contage peut être introduit dans le lait. H. Guéneau de Mussy rapporte (*ibid.*), d'après Taylor, une épidémie semblable à propos de laquelle les investigations les plus minutieuses ne parvinrent pas à faire naître le moindre soupçon sur la pureté de l'eau. Il y avait, parmi les habitants de la ferme d'où provenait le lait, plusieurs personnes malades de la fièvre typhoïde; c'était la même servante qui les soignait et qui trayait les vaches, et Taylor n'hésite pas à avancer que pendant cette opération les contages qui tenaient aux mains de la servante étaient entraînés dans le lait.

Le Dr Tripe[1] raconte que dans une ferme qui fournissait du lait à plusieurs maisons, notamment à deux institutions, la fermière, après avoir donné les soins les plus intimes à son fils atteint de fièvre typhoïde, était allée mesurer et transvaser le lait destiné à sa clientèle du voisinage; elle n'avait pas pris soin de se laver les mains, sur lesquelles le lait pouvait ruisseler. Vingt et un jours après, la fièvre typhoïde éclatait d'une façon épidémique dans les deux institutions à la fois et dans la plupart des familles qui faisaient usage du lait de cette même provenance.

Il semble même, toutefois il est prudent de faire des réserves sur ce point, que le bacille d'Eberth puisse être absorbé par un animal et excrété avec le lait. Une observation du Dr Oglesby[2] fait mention d'une épidémie de

1. *Brit. med. Journal*, 4 janvier 1879.
2. *Ibid.*, janvier 1880.

famille qui paraît reconnaître comme point de départ le lait d'une vache, malade d'ailleurs, qui s'abreuvait à un ruisseau où l'on avait l'habitude de jeter toutes les déjections et notamment les déjections d'un malade en ce moment atteint de fièvre typhoïde.

En France et en Allemagne, on a peu étudié le mode de propagation de la fièvre typhoïde par le lait; en Angleterre on en a relaté de nombreux exemples, et si tous n'entrainent pas la conviction, il n'en demeure pas moins établi que le lait peut être souillé spécifiquement et servir d'intermédiaire au bacille d'Eberth entre les malades et les individus sains.

D. — Rapports de la fièvre typhoïde avec le sol et les poussières.

Pettenkofer et ses élèves ont attribué au sol une importance considérable dans l'étiologie de la fièvre typhoïde. La doctrine du savant professeur de Munich est connue, nous n'en rappellerons que les traits principaux.

Dans le corps des malades atteints de dothiénentérie, il existe un *germe*, cause de la maladie. Ce germe est incapable de reproduire la fièvre typhoïde s'il n'a au préalable séjourné dans un milieu convenable qui lui rende sa qualité de *poison*. Ce milieu nécessaire à la *génération alternante* du germe typhoïde est le sol, mais le sol présentant certaines conditions qui n'existent que dans certains lieux : d'où la *localisation* des épidémies de fièvre typhoïde. Humidité, porosité, chaleur, telles sont ces conditions. Comment se réalisent-elles?

L'étude de la nappe souterraine et de la marche des

épidémies de fièvre typhoïde à Munich a montré que les plus bas niveaux de la nappe coïncidaient avec les chiffres les plus hauts de la léthalité typhoïde, et, inversement, que les niveaux les plus élevés de la nappe souterraine se rencontraient en même temps que les chiffres les plus faibles de la dothiénentérie. Or c'est précisément dans les mois pluvieux, où les pores du sol sont obstrués par l'eau et où la nappe souterraine est le plus élevée, que l'on constate le moins de cas de fièvre typhoïde. Par contre, c'est en été, lorsque la température du sol est la plus forte, lorsque le sol est de nouveau poreux et que la nappe d'eau s'est abaissée, que les germes de la fièvre typhoïde entrent dans la seconde phase de leur existence, deviennent poisons et provoquent les épidémies. D'où la loi : le typhus monte comme le *Grundwasser* descend. Et c'est grâce aux échanges gazeux entre le sol et l'atmosphère que le poison quitte son substrat pour infecter l'organisme par la voie respiratoire.

Dès l'origine on s'éleva contre l'absolutisme de la doctrine de l'école de Munich. En Angleterre, en Autriche, à Paris (L. Colin), de nombreuses restrictions furent formulées; en Allemagne même se dressa une école rivale qui opposa à la *Grundwassertheorie* l'étiologie par l'eau de boisson, la *Trinkwassertheorie*.

Il s'agit en effet de prouver la maturation des germes typhiques dans le sol, c'est-à-dire leur transformation en *poisons*, leur génération alternante. Il faut ensuite montrer que ces germes peuvent se développer, vivre tout au moins dans le sol, que les oscillations de la nappe souterraine sont bien exactement opposées aux oscillations de la morbidité typhoïde, que les germes peuvent quitter le sol pour aller contaminer la nappe souterraine, et par suite les sources qui en découlent, ou pour aller souiller l'atmosphère.

Aujourd'hui l'on connaît l'agent de la fièvre typhoïde; personne, pas même l'école de Munich, ne soutient encore qu'il puisse présenter une génération alternante, qu'il lui soit nécessaire de séjourner dans un substrat pour pouvoir reproduire la dothiénentérie.

Mais il est certain que le sol est un milieu naturel suffisant pour permettre au bacille typhique d'y conserver sa vitalité. Tryde et Salomonsen, lors d'une épidémie qui sévit, en 1885, sur la caserne de la marine, à Copenhague, trouvèrent le bacille typhique dans le sol de cette caserne. M. Macé, en 1888, retrouva également le bacille d'Eberth, associé au B. coli, dans le sol qui séparait d'un réservoir d'eau certaines latrines qui avaient reçu des déjections typhiques. M. Brouardel a montré, lors de l'épidémie de Pierrefonds, que les germes typhiques résistent longtemps dans le sol, et que, dans le cas particulier, ils avaient pu traverser des épaisseurs de 20 et 40 mètres de terrain.

MM. Grancher et Deschamps[1] ont abordé expérimentalement la question de la vitalité du bacille typhique et de sa pénétration dans la profondeur du sol.

Pour ces recherches, ils ont employé trois grands cylindres de zinc remplis de terre, terminés à la partie inférieure par un tube d'écoulement des liquides. De distance en distance, sur la hauteur des cylindres, étaient implantés des drains permettant d'étudier le cheminement des germes de haut en bas, et de recueillir des échantillons de terre.

[1] *Arch. de méd. expér.*, 1889.

A la surface de chaque cylindre ainsi disposé, ils ont versé le contenu de deux tubes de culture fraîche de bacille typhique délayée dans 50 centilitres d'eau stérilisée. Puis ils ont fait couler goutte à goutte, ou plus rapidement, une quantité d'eau déterminée. Dans le premier cylindre, on versait en 24 heures, goutte à goutte, 450 centimètres cubes d'eau, ce qui correspondait pour une période de 365 jours à une colonne de 7 mètres de hauteur. Dans le second cylindre, la même quantité d'eau fut versée en une heure. Dans le troisième cylindre, on versa deux litres d'eau, matin et soir, en une fois. Ces opérations furent renouvelées plusieurs fois de suite.

Jamais l'eau de filtration qui s'écoulait par la partie inférieure du cylindre n'a présenté de bacille typhique.

Dans ces expériences, les bacilles n'ont pas pénétré à plus de 40 ou 50 centimètres de profondeur, cinq semaines après l'ensemencement et l'arrosage du cylindre.

Enfin, cinq mois et demi après l'ensemencement du premier cylindre, les bacilles typhiques étaient encore vivants à 20 et 40 centimètres de profondeur. Ils semblaient toutefois moins nombreux que dans le mois qui suivit l'ensemencement. En tout cas, ajoutent ces auteurs, ces bacilles se conservent mieux dans le sol que dans une culture sur gélatine-peptone laissée à l'air libre.

Ces expériences furent confirmées par MM. Wurtz et Mosny (*Congrès internat. d'hyg.*, 1889), qui, dans les conditions où ils s'étaient placés, c'est-à-dire en remplissant leurs cylindres de terre non tassée, observèrent la pénétration du bacille typhique à 60 centimètres de profondeur. Récemment encore (*Arch. f. Hyg.*, 1892, H. 3) Karlinski est arrivé à des résultats analogues.

Le bacille typhique vit donc longtemps dans le sol, et

de ce qui précède on pourrait encore conclure *a priori* que la terre peut être un filtre parfait pour les microbes, que par suite la nappe souterraine reste stérile, ne reçoit pas de microbes du sol qui la recouvre, pourvu toutefois que dans ce sol n'existent ni failles ni fissures. C'est du reste ce qu'avaient déjà dit, en 1877, MM. Pasteur et Joubert qui prouvèrent que les sources à leur origine sont exemptes de microbes, et c'est par des fissures du sol que M. Thoinot put expliquer et montrer la contamination de la nappe d'eau souterraine lors d'une épidémie aux environs du Havre, en 1888 (*Annal. Inst. Pasteur*).

La preuve expérimentale a été fournie par M. C. Fränkel[1]. Cet auteur expérimenta sur les puits tubulés de l'Institut d'hygiène de Berlin, dont l'orifice extérieur est distant de 4 m. 50 de la nappe souterraine. Jamais il ne put, par la manœuvre de la pompe, obtenir une eau privée de germes. La communication entre l'extérieur et le corps de pompe n'étant pas suffisante pour empêcher la contamination de l'eau extraite, et avant de conclure que la nappe souterraine contenait des germes, il fallait aseptiser le puits. C'est ce que l'on fit en démontant la pompe, dont on stérilisa le piston, et en versant dans la tubulure du puits douze litres de la solution à 5 pour 100 de Laplace, faite d'un mélange d'acide phénique et d'acide sulfurique. On remonta la pompe; le millième litre extrait ne contenait plus traces d'acide; l'eau examinée ne laissa pas voir de germes, et sa stérilité se maintint pendant 7 jours. Donc la nappe souterraine ne contenait pas de microbes, et particulièrement de bacilles typhiques. Mais la solution désinfectante ne pouvait-elle

1. *Zeitschr. f. Hyg.*, 1889, p. 23.

pas avoir diffusé dans le sol, au pied du corps de pompe, et avoir désinfecté au passage l'eau de la nappe souterraine? Carl Fränkel se borna à stériliser mécaniquement l'intérieur du tuyau par un brossage d'une demi-heure de durée, et l'eau resta encore stérile dans le puits pendant 4 jours.

Pourvu qu'il ait une épaisseur filtrante suffisante, le sol ne livre pas, en général, ses germes à la nappe souterraine. Les oscillations de cette dernière agiraient, d'après Pettenkofer, moins en entraînant les germes du sol dans les sources qu'en transformant ce sol en un bon milieu de culture, grâce aux conditions d'humectation qu'elles déterminent dans les portions de terrains accessibles aux souillures; et, à la suite de ces oscillations, existeraient entre l'air et le sol des échanges gazeux capables de transporter les germes.

Mais le fameux axiome : le typhus monte comme le Grundwasser descend, qui traduit le rapport existant entre le niveau de la nappe d'eau souterraine et le chiffre de la fièvre typhoïde, cet axiome a été l'objet de protestations nombreuses, de modifications plus ou moins profondes. Virchow consent à admettre que les années sèches sont celles où se manifeste le plus fréquemment la fièvre typhoïde; mais il fait remarquer que dans beaucoup de localités, la surface du sol est humide et cependant il n'y a pas de nappe souterraine qui puisse influencer cette humidité. Buchanan montra que dans vingt-cinq villes anglaises on put déplacer le niveau de la nappe, par un drainage méthodique du sous-sol, et cependant on ne constata pas de recrudescence de la fièvre typhoïde.

Les auteurs qui ont noté, comme l'avaient fait Buhl et Pettenkofer, les oscillations journalières de la nappe souterraine et simultanément la morbidité typhoïde, ont pu arriver, dans bon nombre de circonstances, à des conclusions différentes de celles formulées par l'école de Munich. Les épidémies de 1867 et 1872 à Zurich (Biermer) n'ont pas évolué conformément à la loi de Pettenkofer. Le relevé fait à Bâle par Socin et qui porte sur une période de vingt années (1848-1869) montre que la courbe de la fièvre typhoïde n'atteint chaque année son point culminant qu'un certain temps après que la nappe souterraine est arrivée à son plus bas niveau. Albu, à Berlin, n'admet même pas la concession faite par Virchow à la théorie munichoise, et s'efforce de démontrer que certaines années pluvieuses ont été plus fécondes en fièvre typhoïde que d'autres plus sèches, et que souvent il arrive de pouvoir superposer la courbe du typhus et celle des oscillations de la nappe, ce qui est contraire à la règle de Pettenkofer.

En France, M. le médecin inspecteur général L. Colin s'éleva contre l'absolutisme de cette doctrine et rapporta des faits qui sont en désaccord complet avec elle. Telle est l'épidémie de la caserne de Mansourah, près de Constantine, qui éclata en 1876, sur laquelle n'ont certainement pas agi les oscillations de la nappe souterraine, qui se trouve à une profondeur considérable; telle aussi l'épidémie du château de Montbéliard qui est situé sur un rocher élevé et imperméable, c'est-à-dire à peu près sans nappe; ou bien encore l'épidémie qui sévit à Paris en 1876, et qui présenta une notable recrudescence dans le quatrième trimestre, au moment où les pluies tombaient en abondance.

M. Cornil (*Acad. de méd.*, 1887) a cherché, après Gaffky, à concilier la théorie de Pettenkofer avec les acquisitions scientifiques récentes. « La théorie de Pettenkofer ne contient qu'une partie de la vérité au sujet de l'étiologie de la fièvre typhoïde, mais cette partie de vérité est incontestable. Un abaissement de la nappe souterraine, c'est la diminution d'une rivière ou d'une source, c'est l'accumulation, sous un plus petit volume, des germes nocifs qu'elle peut contenir. D'autre part, dans un terrain perméable, c'est l'attraction des microbes vers les parties déclives, c'est-à-dire vers les origines de la collection des eaux. Le contraire a lieu naturellement quand la nappe s'élève ; la quantité de l'eau dans les sources ou les rivières est augmentée et, pour un même poids, sa virulence est détruite ou affaiblie. Les organismes pathogènes, au lieu d'être attirés vers ces sources, sont alors projetés loin d'elles par l'ascension de l'eau souterraine. » Ces explications sont fort simples ; mais ce ne sont que des vues de l'esprit ; il est possible que dans les circonstances où le sol n'est pas capable de filtrer et de retenir les micro-organismes, l'abaissement de la nappe réduise le volume du milieu, rende par conséquent ce milieu plus virulent ; on ne l'a pas démontré ; quant aux voyages des microbes dans le sol sous l'influence des oscillations de l'eau, ils n'existent que dans de bien faibles limites. Le sol non fissuré est un filtre parfait vis-à-vis des germes de l'eau, aussi bien dans la direction de bas en haut que de haut en bas ou horizontale.

Le sol est également un filtre excellent pour l'air. La question est d'importance ; Pettenkofer admet que l'issue des micro-organismes du sol, par l'intermédiaire des aspirations en tous sens que déterminent les oscillations de la nappe, grâce aux échanges gazeux qui en résultent, est un des principaux modes de la propagation des épidémies. Les émanations telluriques ont joué et jouent encore pour certains un rôle notable dans la genèse des maladies.

Assurément un courant d'air traversant un sol sec, fendillé, peut entraîner des germes, puisqu'il entraîne des poussières. Renk, Miquel ont pu s'assurer que l'air aspiré dans ces conditions, même avec une faible vitesse, contient quelques germes. Mais, par contre, le sol humide est un filtre parfait, sous quelque épaisseur qu'il se présente; des expériences nombreuses, faites par beaucoup d'expérimentateurs, ne laissent aucun doute à cet égard. Aussi l'école de Munich a-t-elle étudié la question sous toutes ses faces, cherchant à infirmer les résultats obtenus, qui cadraient si mal avec la théorie du maître. Il fallut se résigner, et accepter que les courants d'air qui traversent le sol sont incapables d'entraîner des germes.

Mais on chercha à tourner la difficulté. Nägeli et Buchner avancèrent que la nappe d'eau souterraine, lorsqu'elle quitte les parties supérieures du sol et baisse de niveau, abandonne aux parois des pores qu'elle vient de quitter une certaine quantité d'eau, de petites lamelles d'eau qui adhèrent à ces parois. Survienne un léger degré de dessiccation, les lamelles aqueuses se brisent, se vaporisent, entraînent les bactéries qu'elles contiennent et qui se répandent ainsi dans l'atmosphère. Une telle vaporisation est d'un mécanisme beaucoup trop délicat pour qu'on l'ait rigoureusement constatée; du reste cette ingénieuse hypothèse tombe devant les faits. La filtration de l'air sec ou humide est également parfaite; d'autre part la vapeur d'eau est aussi pure que l'air qui sort du sol; une eau qui s'évapore n'abandonne aucun de ses germes.

Un autre élève de Pettenkofer, Soyka, modifia la conception des auteurs précédents : pour lui, l'évaporation des couches superficielles du sol détermine la production de courants capillaires ascendants qui entraînent les bactéries qui se rencontrent sur leur passage; mais ces bactéries s'arrêtent à la couche la plus superficielle du sol, d'où elles peuvent être entraînées dans l'atmosphère à la première dessiccation. Voici l'une des expériences de l'auteur : Dans un cristallisoir rempli d'eau chargée de bactéries déterminées, plonge un tube de 30 centimètres de long sur 1 centimètre 1/2 de diamètre rempli de terre. A l'extrémité supérieure du tube s'adapte un récipient qui contient un milieu nutritif; le tout est disposé de telle sorte que le niveau du milieu nutritif soit dépassé par le tube de terre qui vient s'ouvrir à l'intérieur du récipient. Les ouvertures sont obturées à l'ouate et l'on a eu soin de stériliser le tout avant de plonger le tube dans l'eau en expérience. Au bout d'un temps variable, l'eau a monté dans le tube tout entier; il suffit alors de secouer légèrement ce dernier pour faire tomber un peu de terre dans le milieu nutritif, et pour obtenir ainsi une culture des bactéries qui se trouvaient dans le cristallisoir.

L'expérience de Soyka a été critiquée à juste titre par Pfeiffer; une polémique ardente qui s'ensuivit n'a pas éclairé la question. On a de bonnes raisons de penser que les fameux courants ascendants capillaires n'existent pas; de plus les expériences de MM. Grancher et Deschamps, Würtz et Mosny, nous ont montré qu'une épaisseur de 30 centimètres de terre n'était pas un filtre suffisant pour l'eau. « Mais, à vrai dire, ajoute M. Arnould, du moment que les germes profonds ne sont dangereux qu'en se mêlant aux poussières superficielles, nous n'avons plus guère besoin d'eux. La mince couche qui fournira ces poussières est précisément celle qui reçoit de première main toutes les souillures projetées de haut en bas, qui exerce la première sur les germes l'effet de filtration dont le sol dispose et dans laquelle ces germes se développeront au mieux, puisque, indépendamment de l'humectation intermittente par les pluies dont elle profite toujours et tout d'abord, elle est la plus accessible à l'air, nécessaire aux aérobies, et à la chaleur dont la plupart des microbes pathogènes ne sauraient se passer. »

De tout ce qui précède, il résulte que la propagation de la fièvre typhoïde par le sol est exceptionnelle. La terre est un filtre parfait ; ce n'est que grâce à des fissures accidentelles qu'elle cède à l'eau les micro-organismes répandus dans son intérieur. Lorsque les germes pathogènes sont répandus à la surface du sol, ils peuvent, dans certaines conditions, être entraînés par l'atmosphère et introduits dans l'organisme soit par la voie respiratoire, soit par le tube digestif. C'est ce rôle de l'air qui va nous occuper un instant.

E. — De la part de l'air dans la transmission de la fièvre typhoïde.

Il y a quelques années encore, on attribuait à l'air une importance énorme dans la transmission des maladies infectieuses, en particulier de la fièvre typhoïde ; aujourd'hui on restreint de plus en plus la part de ce mode de propagation ; peut-être est-il prématuré d'en nier absolument la valeur. Il n'est pas illogique d'admettre que les voies respiratoires puissent à l'occasion servir de porte d'entrée au bacille typhique. Il faut pourtant reconnaître que c'est l'exception; toujours est-il que, si exceptionnelle qu'elle soit, la transmission par l'air de la fièvre typhoïde repose sur des faits bien établis.

La question doit être envisagée à un double point de vue. Le poumon peut-il être effectivement considéré comme une porte d'entrée pour le bacille typhique, l'air ayant pris ce bacille dans un foyer d'infection et l'ayant transporté directement dans l'appareil pulmonaire? Faut-il restreindre la part de l'air et admettre que le transport des germes typhogènes s'arrête à l'entrée des voies respiratoires, le virus étant ensuite dégluti dans le tube digestif?

Le premier point est loin d'être résolu. Beaucoup de bons auteurs décrivent un pneumo-typhus : une fièvre typhoïde débutant par une congestion pulmonaire ou une véritable pneumonie dont l'agent serait le bacille d'Eberth. Il est vrai que le poumon est une des localisations dans l'organisme du bacille typhique; on l'y a souvent trouvé; on lui attribue la bronchite qui accompagne la fièvre typhoïde. Mais quand on a examiné les pneumonies typhiques, on a trouvé dans le parenchyme pulmonaire le bacille d'Eberth associé à d'autres micro-organismes, le streptocoque, le pneumocoque surtout. On a pu concevoir des doutes sur la valeur pathogène du bacille typhique; et si M. le professeur Lépine tend à considérer le pneumo-typhus comme le produit direct de l'infection typhique sur le parenchyme pulmonaire (*Rev. de méd.*, 1878), d'autres auteurs, M. Chantemesse en particulier (*Traité de médecine*, t. I, p. 159), croient qu'il s'agit en pareil cas de deux infections qui évoluent simultanément; dans les cas où les cultures faites avec des poumons de typhiques atteints de pneumonie ont donné à ce dernier auteur du bacille typhique pur, les inoculations de ces mêmes poumons ont toujours fait périr les souris d'infection pneumococcique. M. Chantemesse pense que, dans le pneumo-typhus, la présence du bacille typhique dans le poumon prépare son invasion par le pneumocoque. Ces faits n'infirment pas l'hypothèse que le bacille d'Eberth puisse pénétrer dans le poumon directement avec l'air inspiré, s'y développer et infecter secondairement l'organisme, absolument comme lorsqu'il est introduit dans le tube digestif. L'argument tiré de la lésion des plaques de Peyer ne contredit pas cette opinion, car l'inoculation aux animaux, par n'importe quelle voie, détermine le gonflement, voire l'ulcération des follicules clos et agminés. Mais on n'a pas déterminé de fièvre typhoïde expérimentale certaine par l'inhalation d'air chargé de germes typhiques, pas plus qu'on n'a pu préciser exactement chez l'homme qu'une fièvre typhoïde avait eu son point de départ dans le poumon.

A dire vrai, la chose importe peu au point de vue pratique. Ce qu'il est essentiel de savoir, c'est si l'air peut transporter le bacille typhique et contagionner des individus sains.

Tout d'abord, l'air expiré par les malades atteints de fièvre typhoïde est-il chargé de germes typhogènes? On connaît les expériences de M. Straus[1] notamment, de M. Grancher et d'autres encore qui ont démontré la pureté optique et bactériologique de l'air expiré. Les résultats obtenus par ces savants ont été à plusieurs

1. *Ann. Inst. Pasteur*, 1888, p. 181.

reprises contrôlés et sont admis par tout le monde. On a pu voir, en particulier, que l'air expiré par les phtisiques ne contenait pas le bacille de la tuberculose.

Récemment, dans un mémoire couronné par l'Académie de médecine, M. Sicard[1] a repris l'étude de cette question au point de vue de la part de l'air dans la transmission de la fièvre typhoïde. Il admet l'opinion classique de Flügge qui considère comme impossible l'enlèvement des germes des muqueuses humides par un courant d'air également saturé d'eau; mais il l'admet pour des maladies autres que la fièvre typhoïde. La tuberculose pulmonaire, par exemple, est, de toutes les maladies, celle qui s'accompagne, dans l'immense majorité des cas, d'une expectoration excessive; les parois de l'appareil respiratoire sont constamment lubréfiées par les crachats; le bacille de Koch ne peut donc pas s'échapper. Il n'en est pas de même pour la dothiénentérie, maladie dans laquelle toute la muqueuse respiratoire accessible à l'œil est dans un état de sécheresse des plus accentués; il en est probablement de même, dit Gueneau de Mussy, de celle qu'on ne voit pas. Dans ces conditions, ajoute M. Sicard, il n'est pas impossible que l'air, passant sur ces milieux secs, racornis, qui contiennent le bacille typhique, ne se charge de germes et les lance dans l'atmosphère entourant le malade. M. Sicard a cherché à vérifier expérimentalement son opinion : il se sert d'un long tube à essai renfermant une colonne d'eau bouillie et stérilisée, d'une hauteur de 3 à 4 centimètres, dans laquelle plonge, par son extrémité effilée, un tube coudé fermé à l'extérieur par un tampon d'ouate. Un second tube coudé plonge

1. *Semaine médicale*, 20 janvier 1892.

dans le tube à essai sans dépasser le niveau inférieur du bouchon; un tampon d'ouate ferme son extrémité extérieure. Le tout est stérilisé à l'autoclave. Le malade souffle par le premier tube coudé dont on a retiré provisoirement le tampon; l'air barbote dans l'eau, et sort par la seconde tubulure. Pour éviter l'introduction de particules solides ou liquides, on recourbe en U le tube insufflateur, et on souffle une ampoule dans la portion inférieure de la courbure. On met pendant 48 heures à l'étuve et on ensemence ensuite l'eau de barbotage dans divers milieux nutritifs. Sur 10 malades ainsi examinés, 9 ont fourni des cultures de bacille typhique. Ces expériences ont une grande portée; elles ont un intérêt théorique considérable, et il n'est pas indifférent au point de vue pratique de savoir exactement si, oui ou non, l'air expiré par un typhique est nocif. Si les données fournies par M. Sicard sont précieuses pour expliquer certains cas de contagion d'origine obscure, on peut se demander comment il se fait que l'entourage des typhiques ne soit pas plus fréquemment atteint. En raison même de l'importance de la question il faut rester dans une prudente réserve et souhaiter que les expériences de M. Sicard soient contrôlées. Malgré toutes les précautions prises, ne peut-il se faire que des particules solides ou liquides aient pénétré avec l'air dans l'eau de barbotage?

MM. Miflet, Lassime et Bordas avaient institué des expériences qui montraient que de l'air barbotant dans un bouillon de culture ensemencé de bacilles typhiques peut entrainer des germes avec lui. M. Sicard est arrivé à un résultat analogue, en contradiction avec tout ce qu'on sait jusqu'ici sur les propriétés des liquides ou des surfaces humides, qui ne laissent échapper aucun microbe.

Il en conclut que l'air expiré, alors même qu'il est chargé de vapeur d'eau, entraîne les bacilles des voies respiratoires, tandis que l'air sec reste pur. Ces expériences, elles aussi, méritent confirmation.

Il est un procédé bien plus certain de contamination par l'air, qui consiste dans la dessiccation des produits qui sortent du corps des typhoïsants, des matières fécales surtout. Les poussières qui en résultent peuvent se mélanger à l'atmosphère et véhiculer le germe infectieux dans des organismes sains. Le bacille typhique desséché est très résistant (Chantemesse et Widal). Les cas ne manquent pas dans lesquels on a pu constater ce mode de contamination.

M. Vaillard a relaté à la Société médicale des hôpitaux (1889) le fait suivant observé par M. Chour, médecin russe : « Deux régiments d'infanterie stationnés à Jitomir et recevant la même eau potable sont inégalement atteints par la fièvre typhoïde. L'un fournit une morbidité de 9,6 pour 1000 en 1885, et de 3,2 pour 1000 en 1886; l'autre présente pendant les mêmes périodes une morbidité bien plus élevée. Ce dernier régiment est réparti en des points différents de la ville. La fraction logée à la caserne Hammermann se fait remarquer par une morbidité typhoïde de beaucoup supérieure à celle qui est relevée pour l'ensemble des autres parties du même corps. Parmi les troupes casernées à la caserne Hammermann, une compagnie est surtout frappée en 1886 et fournit à elle seule 14 cas de fièvre typhoïde sur un effectif de 90 hommes. Cette manifestation intensive en une partie limitée de la caserne Hammermann suggérait l'idée d'un facteur étiologique localisé en quelque sorte dans les chambres où les habitants étaient si éprouvés.

En décembre 1886, on provoqua l'évacuation des locaux occupés par la compagnie, et la désinfection énergique des murs, planchers, des effets d'habillement et de literie fut organisée. Ceux-ci ont été soumis à la vapeur d'eau bouillante; les planchers enlevés, tout l'entrevous a été imprégné d'acide phénique à 5 pour 100 et son contenu renouvelé. Des vaporisations ont été pratiquées dans les chambres avec du chlore mélangé à de l'acide phénique à 5 pour 100, et les boiseries repeintes à neuf. Après l'exécution des mesures prophylactiques, la compagnie revint occuper son casernement; la morbidité typhique se réduisit à 1,7 pour 1000 en 1887, et devint nulle en 1888. Or, pendant le même laps de temps, dans les chambres de la caserne qui n'avaient pas été soumises à la désinfection, la fièvre typhoïde continuait à sévir avec persistance, donnant une morbidité de 22 pour 1000 en 1887 et de 33 pour 1000 en 1888, alors que les atteintes n'étaient que de 11 pour 1000 et de 16 pour 1000 dans l'ensemble des autres parties de la garnison. La disparition si remarquable de la maladie dans les locaux soigneusement désinfectés, sa persistance au contraire, et à un taux élevé dans ceux qui n'avaient été l'objet d'aucune mesure de ce genre apportaient une confirmation de plus à l'hypothèse d'une cause locale inhérente à l'habitat lui-même. Les poussières du plancher et de l'entrevous des chambres infectées furent soumises à un examen bactériologique; on les trouva riches en microbes (14 millions par gramme); on parvint à y déceler la présence du bacille typhique. Les chambres non contagionnées ont été immédiatement évacuées et les hommes envoyés dans un bois voisin de Jitomir. Trois cas ont été encore constatés du 5 au 20 mars chez des hommes qui avaient quitté la caserne en état d'incubation ; mais à partir de cette époque, la maladie a été éteinte. »

Il est probable qu'un certain nombre des *cas intérieurs* observés dans les hôpitaux sont dus à la diffusion, dans l'air de la salle[1], des poussières provenant de la dessiccation des matières fécales typhoïdiques, soit sur les linges des malades, soit sur les chaises ou bassins ou sur tout autre meuble qui a pu être contaminé par ces mêmes matières fécales. On conçoit qu'il est difficile de fournir la preuve absolue de cette interprétation ; on n'a pas encore trouvé le bacille d'Eberth dans l'air des salles où sont couchés des typhoïdiques ; il est vrai qu'on ne l'a guère cherché. Nous retrouverons la plupart de ces cas intérieurs au paragraphe suivant, en parlant de la contagion directe.

Quant aux émanations de fosses d'aisances ou de fumiers ayant reçu des déjections de typhiques, elles peuvent être nuisibles dans certaines conditions. Il s'agit probablement, dans les cas qu'il faut attribuer à une telle origine, d'une dessiccation partielle du foyer d'infection, suivie d'une transmission par l'air de la respiration des particules desséchées.

Le fait de M. Dewalz[2] paraît rentrer dans cette catégorie : En juillet 1886 arrive dans un hôtel situé dans la partie la plus élevée de la ville d'Eaux-Bonnes une dame atteinte de fièvre typhoïde. Bientôt trois des filles du propriétaire tombent malades à leur tour ; la maladie ne fait pas d'autres victimes. Or la fièvre typhoïde n'existait pas auparavant à Eaux-Bonnes; l'eau de boisson provient

1. Voir à cet égard l'important mémoire de M. Laveran sur la contagion de la fièvre typhoïde. *Arch. de méd. milit.*, 1884.

2. *Soc. méd. des hôp.*, 1886.

d'une source bien captée, préservée de toute contamination possible, non souillée, comme le prouva l'examen biologique. Mais on jetait les déjections de la première malade dans les fosses d'aisances dont la porte s'ouvrait sur une galerie couverte avec laquelle communiquait la chambre des jeunes filles atteintes. M. Dewalz dut conclure à la transmission de la fièvre typhoïde par l'air.

Le 26 août 1886, le 5e dragons part de Compiègne n'ayant présenté aucun cas de fièvre typhoïde, et va cantonner jusqu'au 6 septembre, moitié à Cuvilly, moitié à Neuville et à Ressous. Le 11 septembre (rapport de M. le médecin-major Favier[1]), un homme de la portion cantonnée à Cuvilly entre à l'hôpital atteint de fièvre typhoïde. Du 19 septembre au 2 octobre surviennent 8 autres cas dans le même groupe. Le restant du régiment, cantonné à Neuville et à Ressous, demeure indemne jusqu'aux 5 et 19 octobre, 17 et 31 jours après sa rentrée à Compiègne, c'est-à-dire après avoir été largement en contact avec les escadrons infectés. Or M. Favier constata qu'à Cuvilly, au moment du cantonnement, la fièvre typhoïde existait dans la maison d'un couvreur qui logeait un des soldats ultérieurement atteints. Dans l'écurie de la maison se trouvaient les trois chevaux de trois autres hommes qui pénétraient et séjournaient plusieurs fois par jour dans cette maison. Tous ces hommes eurent la fièvre typhoïde. Une partie au moins des dragons typhiques fut contaminée par l'air du foyer infectieux.

Ces cas de transmission par l'air ne sont pas des plus communs, il est vrai, mais ils sont incontestables. M. Brouardel en a rapporté d'autres exemples dans sa con-

1. *Arch. de méd. milit.*, 1887.

férence au Congrès de Vienne (1887). A la Société médicale des hôpitaux plusieurs communications analogues ont été faites par MM. Kelsch, Debove, L. Colin, Laveran, etc. Mais il reste à déterminer avec précision les conditions exactes qui président à ce mode de dissémination.

F. — Contagion directe. Transmission de la fièvre typhoïde par l'homme.

La recherche du mode de transmission des germes de la fièvre typhoïde est toujours chose assez délicate. Lorsqu'on ne peut accuser l'air ou l'eau, il reste la contagion directe; on peut admettre, c'est une hypothèse vraisemblable, mais qui peut tout aussi bien être remplacée par celle du transport atmosphérique, on peut admettre qu'un individu donnant des soins à un typhoïsant se souille les mains, les vêtements, et soit dans le cas de se contagionner lui-même en introduisant, par un procédé quelconque, la souillure qu'il porte, dans son tube digestif ou ses voies respiratoires. Sans doute beaucoup des *cas intérieurs* d'un hôpital, par exemple, naissent par un procédé analogue. Les malades d'une même salle respirent tous le même air, et pourtant tous ne sont pas frappés ; au contraire, c'en est un, puis deux, et la contagion s'arrête. On pourrait objecter que ces cas intérieurs naissent, pour la plupart, autour d'un foyer commun, et qu'alors s'ils ont pris naissance grâce à un air spécifiquement souillé, c'est qu'immédiatement au voisinage du foyer cet air doit être plus riche en germes. Si cette explication peut être admise pour certains cas, il faut la rejeter pour d'autres; nous n'en voulons pour preuve que les faits rapportés par M. Lemoine[1]. En janvier et février, trois malades atteints de fièvre typhoïde entrent dans le service de M. Lemoine. L'infirmier chargé de leur service et de celui des rougeoleux prend la rougeole environ trois semaines après ; cinq jours plus tard il commence une fièvre typhoïde. Un mois environ après l'entrée des premiers typhiques, trois rhumatisants sont atteints de fièvre typhoïde ; l'un était couché près des typhiques, les deux autres en étaient fort éloignés. Maintenus au lit, ils n'avaient eu aucun rapport entre eux. On étudia de fort près les conditions dans lesquelles la contagion avait pu s'exercer, et l'on arriva à incriminer les chaises percées. Malgré les ordres exprès donnés à l'arrivée des premiers malades atteints de fièvre typhoïde auxquels devaient être affectées spécialement deux chaises, l'une d'elles fut transportée au fond de la salle près des deux malades atteints de rhumatisme articulaire aigu. Ces deux malades *seuls* en firent usage. Quant au troisième, dont le lit était adossé à une cloison le séparant des typhiques, il avoua s'être servi de la chaise affectée à l'un de ces derniers. La cuvette de la chaise étant désinfectée, on ne pouvait mettre en cause que le siège de bois, profondément souillé par des malades inattentifs, et difficile à désinfecter. « Aussi pensons-nous, ajoute M. Lemoine, que dans ces circonstances, les surfaces cutanées en contact ont été souillées et que la contamination peut avoir eu lieu ensuite par les mains, puis par les aliments souillés directement ou par les poussières contenant le germe spécifique. »

Nous n'en dirons pas davantage à ce sujet ; plus on

1. *Rev. d'hyg.*, janvier 1892.

étudie les modes de contagion des maladies infectieuses en général, de la fièvre typhoïde en particulier, plus on voit que, si la majorité, la généralité des cas relève de lois simples et de modes de propagation faciles en somme à mettre en évidence, il est des circonstances où le problème à résoudre est plus complexe, peut-être même insoluble dans l'état actuel des choses.

D'autres fois, après avoir fait en vain les recherches les plus minutieuses, on a pu penser que certains cas d'origine douteuse avaient pu être transmis par une personne saine venant d'un foyer typhogène. Le transport du bacille par un tiers, indemne lui-même, est actuellement une ingénieuse hypothèse qui peut rendre compte de faits inexplicables, mais à laquelle ni l'observation ni l'expérimentation n'a fourni d'appui.

M. le professeur Arnould a présenté au Congrès de Genève (1882) une interprétation de certaines épidémies qui fut le point de départ de la théorie du *microbisme latent* si brillamment défendu par H. Bouley et Verneuil. Il est quelques épidémies (Tunisie, 1881 ; Pas-des-Lanciers, 1885) dont on n'a pu trouver l'origine autre part que dans le surmenage, les marches forcées, les privations ; ces causes sont assurément des plus importantes, mais ni l'une ni l'autre ne crée le principe infectieux sans lequel il n'est pas de fièvre typhoïde ; elles lui fournissent un bon terrain pour son développement. Mais d'où vient le germe qui a pu créer la maladie à l'aide des causes adjuvantes précitées ? Il était *latent* dans l'organisme, répond M. le professeur Arnould. Il est possible que l'avenir donne raison à l'éminent hygiéniste ; on peut même admettre que cette interprétation s'adapte merveilleusement à des faits que l'on aurait peine à expliquer autrement. Mais il faut avouer qu'il serait, à l'heure actuelle, plus prudent de ne rien expliquer, car l'hypothèse du microbisme latent, en matière de fièvre typhoïde tout au moins, ne s'appuie sur rien; aucune constatation, aucune expérience n'est venue lui donner un commencement de démonstration. Ce point faible, ce manque de preuves objectives n'a point fait abandonner l'idée séduisante d'un germe toujours prêt à se développer, grâce aux causes secondes. Les travaux de MM. Roux et Rodet tendant à l'identification du B. coli et du B. d'Eberth démontreraient le bien fondé de l'hypothèse de M. Arnould et lui fourniraient la preuve cherchée. Il est à remarquer que rien *a priori* n'est défavorable à cette hypothèse; on ne retournerait pas pour cela à la spontanéité morbide de Murchison; mais rien non plus dans les études bactériologiques actuelles n'autorise à la considérer comme démontrée, ni même comme probable.

VI

Les causes secondes.

Les pages précédentes ont eu pour principal objectif d'étudier la cause première de la fièvre typhoïde, le bacille typhique, découvert par Eberth. Après une étude détaillée des caractères biologiques de ce micro-organisme nous avons recherché comment il se propage en dehors du corps. Ces données, d'acquisition relativement récente, sont de la plus haute importance : connaissant la source du mal et les voies par lesquelles il progresse, l'hygiéniste peut appliquer avec fruit des mesures prophylactiques précises.

Mais à côté de la graine il y a le terrain. Tout le monde n'est pas apte à contracter la fièvre typhoïde, il y faut être préparé par certaines conditions inhérentes à l'organisme lui-même, ou développées sous des influences extérieures. La graine elle-même peut subir des modifications de virulence qui lui enlèvent ou lui ajoutent plus ou moins de sa nocuité.

C'est l'ensemble de ces facteurs, agissant, tantôt sur le contage, tantôt sur le contagionné ou sur tous les deux à la fois, que l'on réunit sous le nom de *causes adjuvantes*, *causes secondes*. Sur leur étude se sont concentrés les efforts des épidémiologistes, particulièrement des médecins militaires ; les travaux des L. Laveran, des Colin, des Besnier, des Kelsch, des Arnould, sans oublier ceux de beaucoup d'autres moins connus mais non moins méritants, ont depuis longtemps mis en lumière le rôle des causes secondes dans les épidémies, les épidémies de fièvre typhoïde en particulier.

Certes il ne faut pas oublier que, si nombreuses, si prépondérantes même qu'elles puissent paraître, elles sont absolument incapables à elles seules de produire des effets morbides spécifiques. Pour faire de la fièvre typhoïde, il faut de la fièvre typhoïde, disait Budd. La formule est restée vraie, on l'a seulement précisée : pour faire de la fièvre typhoïde, peut-on dire, il faut un bacille typhique. Le lot des causes secondes est de faciliter l'action pathogène du bacille ; mais le mécanisme intime de cet acte nous échappe presque complètement.

Un tel ordre de facteurs n'en est pas moins important, à ce point que plusieurs d'entre eux ont été et sont même encore par quelques-uns considérés comme essentiels dans la constitution des épidémies de fièvre typhoïde. Pour leur étude, on peut les ramener à deux catégories, suivant qu'ils se rapportent plus spécialement à l'organisme récepteur, ou qu'ils lui sont étrangers.

A. — L'organisme récepteur.

Race. — L'immunité absolue pour la fièvre typhoïde n'existe pas; toutes les *races* d'hommes peuvent être frappées. Il n'existe que des différences individuelles.

Sexe. — Griesinger admet que les hommes fournissent un peu plus de malades que les femmes; en réalité la prépondérance d'un sexe est déterminée par des circonstances accidentelles. C'est ainsi que la statistique de Louis comporte sur 138 cas, 32 portent sur des femmes; l'illustre médecin explique l'excédent des hommes par ce fait que dans le nombre sont compris beaucoup d'étrangers, et que ce sont surtout les hommes qui émigrent à Paris. Murchison a relevé sur 5 998 cas admis à l'hôpital des fiévreux de Londres, de 1848 à 1870, 3 001 hommes et 2 987 femmes. Sur 2 312 cas réunis en Amérique par Bartlett, il y avait 1 179 hommes et 1 173 femmes. Sur 891 cas admis dans l'infirmerie de Glasgow, depuis 1857 jusqu'en 1869, il y avait 527 hommes et 364 femmes. D'un autre côté, sur 207 cas admis dans l'infirmerie de Dundee pendant cinq ans (1864-1869) il y avait 119 femmes et seulement 88 hommes. La fièvre typhoïde attaque donc les deux sexes à peu près également.

Age. — L'âge a plus d'influence sur la prédisposition à la dothiénentérie, cette maladie appartenant surtout à la jeunesse et à l'adolescence. Mais tous les âges sont frappés, quoique inégalement. Le plus grand nombre des cas s'observe de 15 à 30 ans, de 30 à 40 ans ils diminuent de fréquence, après 50 ans ils sont très rares, et dans la vieillesse proprement dite ils constituent des exceptions. Dans la première enfance, la fièvre typhoïde est très rare; elle augmente de la deuxième à la troisième année, et surtout de la cinquième à la quinzième. On l'a observée peu après la naissance, dans la première année (Abercrombie, Hauner, Hennig). On a même rapporté (Manzini) l'observation d'un fœtus de 7 mois, né d'une typhique, qui mourut une demi-heure après sa naissance et qui présentait les lésions caractéristiques des plaques de Peyer. M. Vallin fait remarquer (*in Traité* de Griesinger) que c'est d'une façon très indirecte que l'âge constitue une prédisposition variable à la fièvre typhoïde : peu de personnes, dit-il, échappent au tribut de cette maladie, et, comme on ne l'a qu'une fois, il en résulte que plus on avance en âge, plus il est probable qu'on en a été déjà atteint. Quant à la rareté de la maladie chez les vieillards, elle est plutôt apparente que réelle. Il faut songer que le nombre des vieillards est relativement faible dans la population : sur 100 vivants, il n'y en a que dix âgés de 50 à 60 ans. Parkes rapporte un fait frappant à cet égard : la fièvre typhoïde se développe un jour dans un village où, de temps immémorial on ne l'y avait vue ; *tous* les habitants furent successivement atteints. C'est probablement, ajoute M. Vallin, parce que les hommes âgés n'avaient jamais eu l'occasion de contracter la maladie et n'avaient pas l'immunité par une première atteinte, qu'ils furent atteints aussi bien que les jeunes : l'âge, dans ce cas, n'avait en rien diminué la prédisposition.

Maladies antérieures. — La meilleure garantie d'immunité relative contre la fièvre typhoïde consiste en une première atteinte de la maladie ; une récidive peut s'observer, mais elle est assez rare ; les rechutes ont toujours lieu à l'époque de la terminaison de la maladie, dans la convalescence ou dans les deux premiers mois qui suivent la guérison (Griesinger).

Il est certain d'autre part que la fièvre typhoïde frappe plus le campagnard qui vient habiter la ville, que le citadin ; elle atteint aussi davantage les individus vigoureux que les débilités, ceux qui souffrent d'une affection chronique ; mais il n'existe pas de véritable antagonisme entre la fièvre typhoïde et d'autres maladies. C'est ainsi qu'à un certain moment on a voulu voir dans la vaccine un préservatif contre la dothiénentérie, en opposition avec une autre opinion (Carnot, 1841) qui voulait que la vaccine n'ait d'autre effet que le déplacement d'une affection, la transformation de la variole proprement dite (variole externe) en fièvre typhoïde (variole interne). Boudin, frappé de la rareté de la fièvre typhoïde en Algérie dans les premiers temps de l'occupation française, s'efforça de démontrer qu'elle ne peut coexister avec les fièvres palustres; depuis lors elle a fait de rapides progrès, et, loin d'être en antagonisme, elle constitue avec la malaria le fléau le plus redoutable de notre colonie. La phtisie ne préserve pas plus contre la fièvre typhoïde que celle-ci contre la phtisie, et l'opinion émise par quelques médecins anglais, à savoir que la fièvre typhoïde et la scarlatine sont en raison inverse l'une de l'autre quand elles apparaissent épidémiquement, est formellement contredite par Murchison.

Accoutumance aux milieux typhogènes. — La fièvre typhoïde, dit M. Léon Colin, est avec la fièvre jaune et la fièvre intermittente une des maladies où le fait d'être nouveau venu constitue l'une des conditions génératrices les plus efficaces, d'où la fréquence des épidémies militaires après les mouvements de troupes qui renouvellent la garnison des grandes villes comme Paris, Lyon, etc.: d'où encore la continuité de la fièvre typhoïde dans des régiments dont la réceptivité est continuellement entretenue par le renouvellement incessant de ceux qui les composent, alors que la population fixe est relativement préservée parce qu'elle est sédentaire[1].

1. *Encyclop. d'hyg.*, t. I, p. 765.

Andral remarquait déjà que les étudiants en médecine étaient exposés à être atteints quelques semaines après leur arrivée à Paris. Sur 129 cas cités par Louis dans son *Traité de la gastro-entérite*, 73 malades ne résidaient pas à Paris depuis plus de dix mois, et 102 depuis moins de vingt. Trousseau affirmait que « les étrangers qui viennent résider à Paris sont bientôt attaqués de cette fièvre ». Ces considérations indiquent, comme le veut Murchison, que la fièvre typhoïde dépend de quelque cause locale à l'influence de laquelle on cesse d'être soumis en y étant sans cesse exposé. C'est la même opinion que professe M. Kelsch dans une leçon dont nous ne pouvons faire mieux que de reproduire le passage le plus saillant à cet égard :

« Vous n'ignorez pas que les maladies infectieuses que nous visons ici confèrent l'immunité par une première atteinte. Cette immunité, abstraction faite de toute théorie, témoigne que les cellules de l'organisme s'aguerrissent dans leur lutte contre les microbes, et qu'elles puisent dans cette épreuve des propriétés nouvelles qui les rendent moins vulnérables vis-à-vis des attaques auxquelles elles ont su résister une première fois. Or, ces propriétés, elles les transmettent à leurs descendants, de même que les microbes à virulence atténuée, se reproduisent dans les cultures successives avec leur degré d'atténuation originelle. Il ne saurait en être autrement, sans quoi nous ne comprendrions pas pourquoi l'immunité acquise pendant l'enfance persiste jusqu'à l'extrême vieillesse.

« Mais ces propriétés sont transmises, non seulement de cellule à cellule, mais aussi de père en fils, au même titre que la ressemblance physique, les facultés intellectuelles, les qualités morales. Cette transmission se manifeste chaque jour par des faits saisissants : des enfants ne prennent pas la vaccine quand la mère avait eu la variole quelque temps avant la conception....

« .... Sans doute, un père qui a eu la fièvre typhoïde ou la scarlatine ne donnera pas le jour à des enfants réfractaires à ces maladies. Mais les enfants hériteront d'une partie de l'immunité paternelle, ils échapperont à ces dernières, ou, s'ils en sont atteints, ils les prendront sous une forme larvée qui les rendra méconnaissables. L'immunité n'en sera pas moins renforcée par cette épreuve légère.

Cet ensemble de conditions, réparties sur tous les individus d'une même agglomération, se renforçant d'année en année et de génération en génération, amènera un affaiblissement lent et graduel de la réceptivité de la population. Il en est bien différemment chez les populations rurales : les maladies infectieuses parmi elles sont rares; aussi, point de vaccinations. Il en résulte que nos jeunes soldats, transportés brusquement des champs où ils ont toujours vécu, au sein de nos villes où ils n'ont jamais pénétré, échapperont rarement aux fièvres typhoïdes et aux fièvres éruptives dont ils trouvent les germes non seulement dans nos casernes, mais aussi au milieu des populations, bien que celles-ci restent indemnes[1]. »

Surmenage. — De tous les facteurs qui mettent l'organisme dans un état marqué de prédisposition aux maladies infectieuses, à la fièvre typhoïde notamment, le *surmenage* est sans contredit l'un des plus importants. Sa puissance est telle que M. Peter a pu lui attribuer à lui seul la constitution d'une série morbide dont la fièvre typhoïde est l'un des principaux termes. C'est assurément aller trop

1. La pathogénie dans les milieux militaires, *Arch. de méd. milit.*, 1891, p. 10 et 11.

loin dans cette voie, et nous avons dit ailleurs les raisons pour lesquelles il est illogique aujourd'hui d'assimiler la fièvre typhoïde à une fièvre de fatigue intense ; mais ce fait n'en indique pas moins le sérieux appui qu'apporte le surmenage au bacille.

Sous l'influence du surmenage, le milieu intérieur est comme souillé par les déchets de l'organisme que les appareils éliminateurs ne suffisent plus à expulser. Dans de telles conditions, le terrain est préparé à l'envahissement et à la pullulation du bacille. Une expérience de MM. Charrin et Roger donne raison à cette interprétation. Des rats sont soumis à un travail forcé dans une roue-cage où ils accomplissent en quatre jours un parcours évalué à 60 kilomètres; après cette épreuve, ils succombent à une inoculation de bacilles charbonneux, alors qu'en bonne santé ils résistaient parfaitement. De même la contusion préalable d'un muscle, l'injection d'acide lactique permettent des inoculations positives à des animaux qui, à l'état normal, sont réfractaires. Or la fatigue a précisément pour effet de produire des tiraillements, des contusions musculaires, et des déchets dont le principal est l'acide lactique.

Les conditions expérimentales sont réalisées dans les marches et manœuvres à la suite desquelles les troupes sont parfois atteintes de fièvre typhoïde. Le surmenage, comme facteur étiologique, est si important, qu'il a souvent masqué la cause principale. Témoin l'épidémie du camp du Pas-des-Lanciers, que M. Duchemin attribue, trop exclusivement du reste, au surmenage, sous le titre d'auto-infection ou d'auto-typhisation. Telle est encore l'observation de M. le médecin-major Lèques sur l'évolution de la fièvre typhoïde pendant trois années consécutives sur le 12e bataillon de chasseurs au cours des manœuvres alpines. Chaque année les travaux s'étaient prolongés davantage; la fièvre typhoïde subit des recrudescences parallèles aux fatigues imposées.

Causes psychiques. — Par leur action dépressive sur l'organisme certaines causes, d'*ordre psychique* peuvent être rapprochées du surmenage; un grand chagrin, la nostalgie, des excès intellectuels ont pu déterminer un tel trouble dans les fonctions de nutrition qu'ils aient préparé un terrain favorable à l'éclosion d'un germe importé.

Les *excès de plaisir,* la *débauche* sous toutes ses formes, n'engendrent pas plus la fièvre typhoïde que la phtisie ou telle autre manifestation morbide d'ordre infectieux; mais ces causes diminuent la résistance de l'organisme et à ce titre prennent place parmi les facteurs adjuvants.

B. — Les causes secondes extérieures a l'organisme.

Les influences extérieures à l'organisme auxquelles on a assigné une part dans la production des épidémies typhoïdes sont des plus variées autant que des plus banales. On les retrouve non seulement quand on étudie la fièvre typhoïde, mais aussi bien à l'origine des autres maladies épidémiques. Les unes ont une action des plus générales, les autres paraissent influencer plus particulièrement un groupe de certaines affections, notamment le typhus abdominal. A quoi s'adressent-elles exactement? A la graine ou au terrain? Au microbe ou à l'organisme? Comment exercent-elles leur pouvoir? Autant de questions auxquelles on ne peut guère répondre que par des hypothèses. Leur action n'est pas plus une quantité négligeable que celle des causes secondes étudiées jusqu'ici, puisque l'observation les accuse d'une façon aussi constante que précise, mais il serait téméraire de faire autre chose que des constatations.

Causes cosmiques. — Parmi elles, les *causes cosmiques* ont depuis longtemps frappé l'attention des épidémiologistes. Sydenham rapprochait déjà l'évolution des épidémies de celle de phénomènes extérieurs faciles à apprécier. Il pensait que, de même que pour les comètes, l'étude de la marche des épidémies pourrait un jour amener à calculer, à prédire, à fixer leur retour, à préciser leur date d'apparition ou de disparition. Ce programme ne s'est pas réalisé en entier; mais on a pu noter une certaine régularité dans l'évolution des épidémies. « Considérées dans les années et les saisons, les maladies épidémiques s'élèvent et s'affaissent alternativement, subissent une véritable gravitation, parcourent des courses qui leur sont propres et sont soumises dans leurs phases à certaines lois. On doit pouvoir, par une étude attentive et suffisamment prolongée, par des observations numériques faites conformément aux procédés scientifiques, tracer un jour la carte normale des maladies épidémiques comme on cherche aujourd'hui à tracer la carte des vicissitudes de l'atmosphère, comme on a tracé depuis longtemps la carte céleste[1]. » La fièvre typhoïde subit une évolution annuelle qu'a bien notée pour Paris M. Besnier et que l'on retrouve avec tous les caractères fixés par cet auteur dans la statistique médicale de l'armée. La courbe typhoïde est légèrement élevée en jan-

1. Besnier, Rapport sur les maladies régnantes. *Soc. méd. des hôp.*, 1877.

vier ; elle s'abaisse progressivement jusque vers le mois de juin pour subir une recrudescence et retomber à son minimum en septembre-octobre. Une évolution si régu-

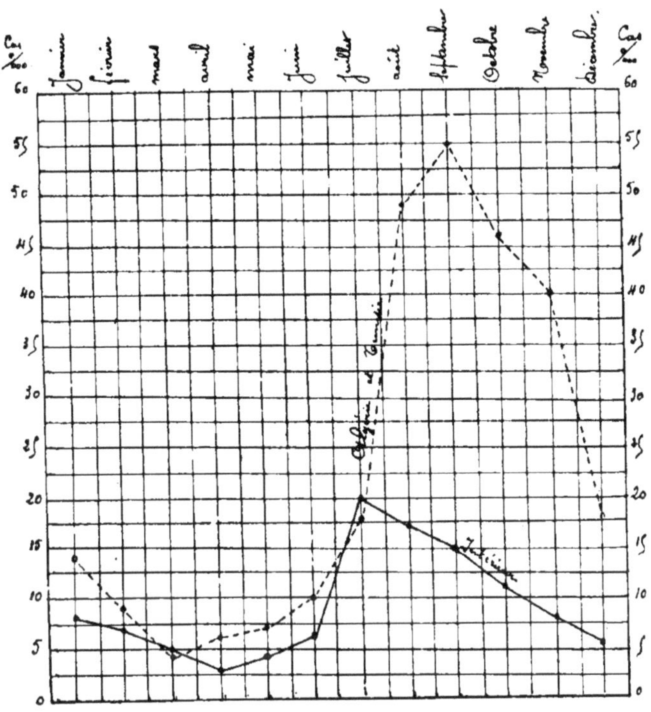

Tracé n° 7.

Morbidité typhoïde mensuelle à l'intérieur et en Algérie-Tunisie en 1889.

|———| A l'intérieur.
- - - - - - En Algérie-Tunisie.

lière et si constante doit être subordonnée à des facteurs non moins constants et réguliers. Il n'y a pas lieu de les rechercher, en ce qui concerne l'armée, dans les conditions propres à la vie militaire, puisque les tracés obtenus par

M. Besnier pour la population civile sont identiques. (Voir tracé n° 7.)

Saisons. — Il faut les rapporter à une influence générale, et l'on a incriminé les modifications apportées par la succession des saisons dans la constitution atmosphérique. On ne peut préciser davantage.

Température. — La température, qui semble devoir être mise en cause, et à laquelle M. L. Colin a attribué la fréquence de la dothiénentérie dans les garnisons du sud et sa gravité particulière dans les étés chauds, ne paraît pas à Hirsch mériter une telle importance.

Climats. — La répartition de la fièvre typhoïde suivant les divers climats ne met pas davantage en évidence l'absolue prépondérance de la température. La France est, a surtout été considérée comme la terre classique de la dothiénentérie; mais ne faut-il pas attribuer cette primauté précisément à ce que c'est surtout de notre pays que sont sortis les plus nombreux et les plus importants travaux sur la fièvre typhoïde; du reste les autres pays des régions tempérées ne sont pas plus favorisés que le nôtre, et M. L. Colin a montré que ce n'était pas l'armée française qui tenait la tête des armées européennes pour la morbidité typhoïde. Mais la fièvre typhoïde règne sous toutes les latitudes, dans les zones les plus froides comme dans les plus chaudes. Des études de M. L. Colin se dégagent deux conclusions qui montrent bien que dans la recrudescence estivo-automnale de la dothiénentérie il n'y a pas que la température qui soit en jeu : 1° Entre les climats polaires et les limites méridionales de la zone tempérée, la maladie augmente de fréquence à mesure que l'on descend vers le sud; 2° Si, au contraire, on franchit la limite méridionale des climats tempérés, la prédominance de l'affection s'atténue. Au surplus, n'observe-t-on pas des épidémies en hiver, par toutes les températures?

Souillure banale de l'air. — Outre ces causes très générales et dont l'action est bien difficile à préciser, l'homme est soumis à d'autres plus spéciales, partant plus faciles à observer, mais non moins complexes, non moins inexpliquées : Ce sont les milieux qui l'entourent et qui peuvent influencer son organisme, c'est l'air, le sol, l'eau. Ces milieux ont été déjà étudiés au point de vue de la propagation de la fièvre typhoïde, il nous reste à les considérer comme modificateurs de l'organisme.

L'air impur peut prédisposer à la fièvre typhoïde, en se chargeant de principes nuisibles au bon fonctionnement de la respiration. Il contribue ainsi pour une part à la putridité du milieu intérieur, si bien constitué par le surmenage, si propice à l'éclosion des germes.

Ces principes nuisibles sont de sources diverses. L'air expiré, s'il ne contient pas de germes, est chargé des déchets de la respiration. Bien que les résultats en aient été contestés, les expériences de MM. Brown-Sequard et d'Arsonval nous ont montré que l'air rejeté des poumons n'est pas seulement nuisible par l'acide carbonique qu'il contient, mais aussi par des poisons volatils très énergiques. Les émanations du corps, les produits volatils de la transpiration ne sont pas moins dangereux, témoin les animaux que Sokolow fait périr en leur recouvrant le corps d'un vernis protecteur.

La nocuité de l'air est éminemment réalisée par l'ensemble des phénomènes qui constituent l'encombrement, sur le danger duquel tout le monde est unanime. Nous empruntons à M. le professeur Kelsch[1] quelques faits qui témoignent de la réalité d'action de ce facteur. En octobre 1885, une épidémie grave éclate aux deux forts de Vincennes, huit jours après l'arrivée des réservistes, qui restèrent à peu près indemnes; elle fut brusquement arrêtée par l'évacuation du casernement.

En 1887, à Compiègne, le 5e dragons est atteint d'une grave épidémie produite sous l'influence de l'encombrement qu'occasionna l'arrivée des réservistes et des territoriaux. Elle cessa après le départ de ces derniers. En même temps, le régiment voisin, qui se trouvait dans les mêmes conditions que le précédent, mais qui était plus spacieusement logé, n'eut que deux malades.

M. Arnould fait remarquer que l'encombrement doit être envisagé à la fois sous le rapport de la densité et de la force numérique des groupes. Le danger existe par le fait des agglomérations considérables aussi bien que par le fait de l'installation dans des locaux d'un cube insuffisant. M. l'inspecteur Dauvé a montré[2] que, dans le 6e corps, le nombre des fièvres typhoïdes est en rapport direct avec la population des villes et le chiffre de leur garnison, c'est-à-dire que la moyenne de la morbidité typhoïde s'élève avec le nombre des habitants de la même caserne, avec le chiffre de la garnison dans une même ville, et avec le chiffre de la population de la ville.

M. Rochard a beaucoup insisté sur les dangers de l'encombrement au point de vue de la fièvre typhoïde; sur les navires, dit-il, malgré une propreté que l'on pourrait qualifier d'exagérée, on peut en quelque sorte faire appa-

1. La fièvre typhoïde dans les milieux militaires. *Revue d'hyg.*, 1890.

2. *Arch. méd. milit.*, 1888.

raître la fièvre typhoïde à volonté en fermant les ouvertures extérieures. Il suffit, pour faire naître une épidémie, d'entasser un trop grand nombre de jeunes gens dans un local trop étroit.

Les émanations des foyers putrides souillent l'atmosphère et sont aussi un des modes de la putridité du milieu intérieur ; les gaz des égouts sont de même incriminés. Évidemment il n'est pas question de souillure spécifique, puisque nous savons que le germe typhique ne peut être entraîné dans l'atmosphère qu'avec les poussières résultant de la dessiccation ; ce sont les récepteurs qui sont influencés par ces souillures banales. Quand il y a de la fièvre typhoïde quelque part, ajoute M. Arnould, on ne saurait être étonné que les voisins de latrines infectées soient atteints les premiers et le plus gravement.

Souillure du sol. — Le sol putride a une action analogue à celui de l'air vis-à-vis des récepteurs. L'exemple de la fièvre typhoïde dans les camps en témoigne souvent. Il n'est pas un campement de quelque durée qui n'ait été marqué par un nombre plus ou moins considérable de cas de fièvre typhoïde (Kelsch). Et c'est surtout dans les camps qui deviennent permanents que se manifeste l'action du sol. Goffres a montré l'accroissement progressif de la fièvre typhoïde dans les huit premières années de l'occupation du camp de Châlons.

Les armées en campagne doivent souvent au sol l'explosion d'épidémies de fièvre typhoïde. Dans leurs bivouacs et leurs campements, elles apportent le germe, s'il ne s'y trouve déjà, et ce germe trouve dans le sol un milieu excellent pour son développement. Les troupes allemandes arrêtées sous les murs de Metz ou de Paris, en 1870-71, ont eu beaucoup plus à souffrir de la fièvre typhoïde que les armées qui sillonnaient les autres régions de la France. L'armée de Sedan en particulier a eu une morbidité typhoïde proportionnelle à la durée de son séjour sous cette ville. Dans de telles conditions, le sol est tout d'abord souillé par les matières fécales. Les premiers typhiques en créeront d'autres, parce qu'avant d'être évacués, ils déposeront au milieu de leurs camarades le germe morbide.

Les déchets des abattoirs, les cadavres des hommes et des animaux augmentent la souillure du sol et la réceptivité de l'organisme. L'armée d'investissement sous Paris fut décimée par la fièvre typhoïde, et les historiens de la guerre attribuent tous à la souillure du sol cette effroyable épidémie.

Souillure de l'eau. — Si l'eau souillée de germes typhiques est le plus puissant vecteur de la maladie, l'eau sale n'est pas moins effective en prédisposant l'organisme à les recevoir. On sait les nombreux inconvénients qui résultent de la consommation des eaux malpropres. Parmi eux, les diarrhées tiennent le premier rang, et l'on conçoit qu'un tel état morbide de l'intestin puisse favoriser singulièrement l'éclosion de la fièvre typhoïde. C'est une porte d'entrée des plus larges ouverte au bacille d'Eberth. N'existerait-il que cette seule considération, elle suffirait amplement pour légitimer les efforts que font les pouvoirs publics pour procurer à la population, civile ou militaire, une eau exempte de toute souillure.

VII

Conclusions.

A la fin de cette revue des causes de la fièvre typhoïde, il est bon de jeter un regard rapide sur le chemin parcouru, et de résumer succinctement les principaux points sur lesquels nous avons voulu attirer l'attention du lecteur.

1. La fièvre typhoïde est une maladie infectieuse, transmissible, contagieuse.

2. La cause première, indispensable, en est un microorganisme, le bacille découvert par Eberth.

3. Le bacille typhique possède des caractères propres qui lui assignent une place bien distincte dans la flore bactérienne; il ne peut être confondu avec aucun autre, si l'on a soin de vérifier un à un tous ses attributs de forme et de culture.

4. Les voies par lesquelles se transmet le microbe pour pénétrer dans un organisme sain sont assurément multiples, mais il en est une qui est de beaucoup la plus fréquente, c'est l'eau de boisson. Le sol, dans de certaines conditions, l'air atmosphérique peuvent lui servir de véhicule, mais dans des proportions beaucoup moindres que l'eau potable.

5. Il est rare que le microbe puisse évoluer seul sans

le secours d'adjuvants qui peuvent être d'importance telle que pour beaucoup d'auteurs ils sont indispensables, les adjuvants sont les causes secondes.

6. Les causes secondes agissent peut-être sur le microbe pour lui enlever ou lui ajouter de sa virulence, mais leur influence paraît plus marquée sur l'organisme, dont elles augmentent la réceptivité.

TABLE DES MATIÈRES

25279. — IMPRIMERIE GÉNÉRALE LAHURE
Rue de Fleurus, 9

www.ingramcontent.com/pod-product-compliance
Ingram Content Group UK Ltd.
Pitfield, Milton Keynes, MK11 3LW, UK
UKHW020556180726
13838UKWH00001B/269

9 782329 382951